100歳でも若々しい脳を
保つために!

「空腹」は認知症のクスリ

医学博士
石原結實

JN076720

PHP

はじめに——私が認知症と無縁でいられる理由

私は今年（2022年）の9月で74歳になりますが、この50年間で、健康保険証は2、3回しか使ったことがありません。特に、この30年間は皆無です。

といっても、生まれつき強靱な体力があったわけではなく、幼少時はすぐ高熱を出す、肺炎を患う、肺結核になりかける……といった具合で、よく両親に心配をかけたものでした。

小学6年生ごろから体力がつき、当時の少年がよくやっていた草野球や相撲などでも、他の同級生よりずっと秀逸な力を発揮できるようになりました。

しかし、中学3年生から高校3年間、そして大学1年生までは、1日に何回も便意を催して下痢をくり返す、常に残便感がある、試験や運動会などの行事があると、その症状が悪化する……という、今、考えると「過敏性腸症候群」にかかり、ふつうの西洋医、それに加えて漢方医も受診し、薬を処方してもらっても、まさに「薬石効なし」で、不快な5年間を過ごしたものでした。

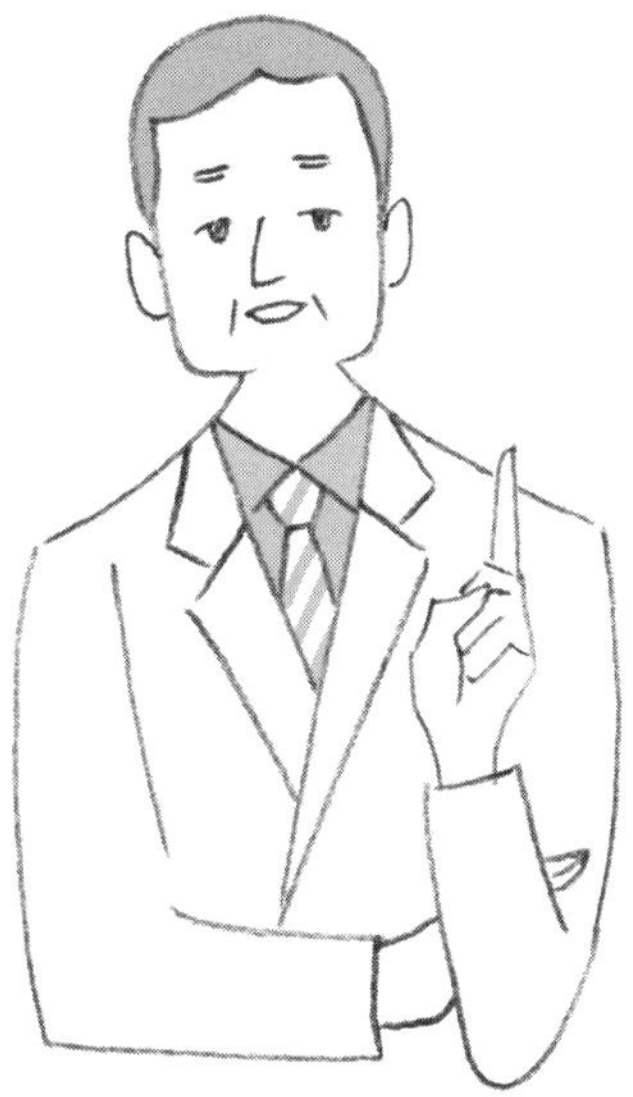

大学生のときに、西勝造《にしかつぞう》氏が編み出した民間医学「西医学」を解説してある小冊子を、偶然読む機会を得て、中に「胃腸病には青汁がよい」と書いてあったので、さっそく母に頼んでジューサーでキャベツ汁を作ってもらい、朝、夕、グラス１杯ずつ飲用したところ、１日７、８回もあった下痢が２、３回に減り、腹満や軽い腹痛の症状がなくなったのです。

これを機会に、食物と病気の関係に興味をもち始め、東大の教授や駒込病院長を歴任され、文化勲章も受章された二木謙《ふたきけん》三《ぞう》博士（１８７３〜１９６６）や、「骨髄造血説」を覆す「腸管造血説」を打ち立てられた森下敬一《もりしたけいいち》博士（１９２８〜２０１９）のご著書を読み漁った結果、「玄米食が健康によい」との結論に達し、玄米菜食＋魚介食を始めたのが、大学２年生のときです。すると、みるみる腸の調子がよくなり、すこぶる健康になって、「何か運動をしたい！」という意欲が湧いてきました。

そこでバーベルを使って「ベンチプレス」と「スクワット」で、挙上重量を競う、パワーリフティングのクラブに入部しました。当初はベンチプレス＝30kg、スクワット＝50kgの挙上がやっとでしたが、大学5〜6年のときはベンチプレス＝１０５kg、スクワット＝１５５kgまで記録を伸ばし、全九州学生パワーリフティング選手権軽量級（体重60kg未満）で優勝するまでになりました。

医学部卒業と同時に、森下敬一博士の血液学を勉強したく、血液内科に入局しましたが、血液内科の患者さんは、白血病、悪性リンパ腫、再生不良性貧血……など。当時は致死率が高く、受けもちの患者さんが、1週間に10人近く亡くなられることもあり、青二才の医師としては、耐えきれない思いの日々の連続でした。

そこで、「病気は予防することこそ大切だ」という自分なりの結論に達し、長崎大学大学院の博士課程を受験し、4年間、「運動や食物と、白血球の免疫力が、どう関わっているか」を毎日、顕微鏡で白血球をのぞきながら、研究しました。

実験にひと区切りつくたびに、米国の玄米自然食運動や、ソ連（当時）のコーカサス地方（現ジョージア）の100歳以上の長寿者たちの食生活の調査に出かけました。また、全ヨーロッパから集まってくる難病、奇病の患者を人参リンゴジュースやミューズリー（ヨーグルトと果物をミキサーにかけて作る）黒パン、野菜などの自然食や鍼灸、マッサージ、ヒドロテラピー（水療法）……などの自然療法で治療を行う、スイス、チューリッヒにあったビルヒャー・ベンナー病院にも研修に出向きました。さらにユーリー・ニコライエフ教授が、モスクワでやっておられた断食療法病院に研修に出かけたのも、この期間でした。

大学院を修了するころには、「病気の予防・治療」にとって食事、運動、入浴・サウナ等の温熱療法が、きわめて大切なことを確信し、上京して内科を開業する傍ら1985（昭和60）年、伊豆高原に、人参リンゴジュース断食、玄米自然食、温泉、生姜湿布、ヨガ……等々で健康を増進する保養所（ヒポクラティック・サナトリウム）を建設しました。最初は、「断食」というと、いかがわしいことをやっているのではないかと、周囲から白眼視され、また、やってこられる保養者の方も少なく、土

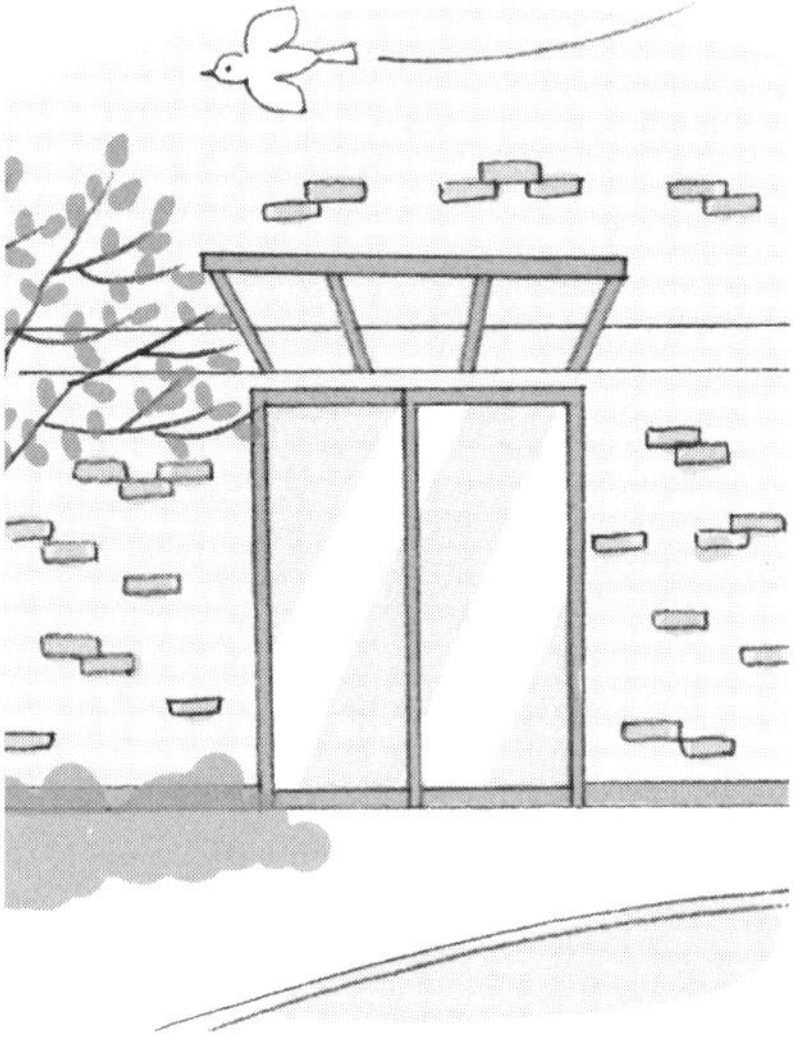

地購入や建設費用に借りた約5億円の借金返済にとても苦労したものです。

しかし、石原慎太郎《いしはらしんたろう》元都知事や、知の巨人といわれた上智大学名誉教授の渡部昇一《わたなべしょういち》教授が来てくださり、サナトリウムのことをご著書にも紹介してくださるようになったころから、徐々に保養者が増え始め、今では総理大臣経験者3名を含む20余名の大臣経験者、教育界、法曹界、芸能・スポーツ界の著名人から、サラリーマン、主婦、学生まで、まさに多士済々の方が保養に来てくださり、リピーターになってくださる方もたくさんいらっしゃいます。

日本に存在する企業約３６０万社のうち、30年後まで存続するのは約３％、企業の平均寿命が37・８歳という厳しい現実の中、今年（２０２２年）10月１日から38周年を迎える当サナトリウムが、こうして存続できているのは健康増進のために頻繁に来てくださる方々、そして、2016年に大隅良典《おおすみよしのり》博士に授与されたノーベル生理学・医学賞の「Autophagy《オートファジー》」（自食作用）や、2000年に米国のL・ギャラン教授の「空腹のときに活発化する長寿遺伝子（sirtuin《サーチュイン》）が健康・長寿に貢献する」などの研究成果などのおかげと深く感謝しているしだいです。

私の今の生活は、週5日はサナトリウムで健康講演会や保養者の方々の診察をし、残りの2日は東京のクリニックで診察を行い、その合間をぬって、本の執筆や講演活動を行っています。

26歳から46歳までは、朝食に人参リンゴジュース、グラス2杯、昼食には、とろろそば、夕食＝和食中心、というものでしたが、1995～2008年の間は、みのもんた氏司会の「午後は◯◯おもいッきりテレビ」に出演していたため、少々有名になり、それ以降、昼の休み時間に雑誌や新聞の記者さんが取材に来られるようになり、昼食が食べられなくなりました。以来、昼は生姜紅茶1～2杯で済ませています。

今の食事は、朝に人参リンゴジュース2杯＋生姜紅茶1杯。昼は生姜紅茶1～2杯。夕食はビール1～2本、お湯割りの焼酎1～2合、ご飯にみそ汁、野菜の煮物、魚介類の刺身や天ぷら……といった和食中心です。昼間にクッキーやチョコレートをつまむこともありますが……。

週4回は1回につき1時間（約10㎞）のジョギングを楽しみ、週2回はバーベルを使ってベンチプレス（80〜90㎏）、スクワット（１００㎏）で筋肉を鍛えています。

１９９１年から、毎週日曜日は朝８時30分から11時30分までぶっ続けで、断食の効能をはじめとする健康講演をサナトリウムでやっており、自分でいうのも変ですが、保養者の方々から、その記憶力のよさをびっくりされています。

よって、私は、体の病気（生活習慣病）や認知症など〝老化〟とは、まったく無縁の健康生活を謳歌しているのです。

本書では、私が日ごろ指導している健康法の中でも、現在深刻な社会問題である認知症の予防と改善に役立つ知識を網羅しました。認知症という病気のことをよく理解していただいて、ご自身やご家族の健康のために役立てていただけたら幸いです。

100歳でも若々しい脳を保つために!

「空腹」は認知症のクスリ　目次

第1章　認知症とは、どのような病気か?

第2章 「空腹」は、なぜ認知症にいいのか？

第3章　石原式16時間断食で認知症を防ぐ!

装幀　村田隆（bluestone）
イラスト　杉山美奈子
組版・本文デザイン　朝日メディアインターナショナル株式会社

第1章

認知症とは、どのような病気か？

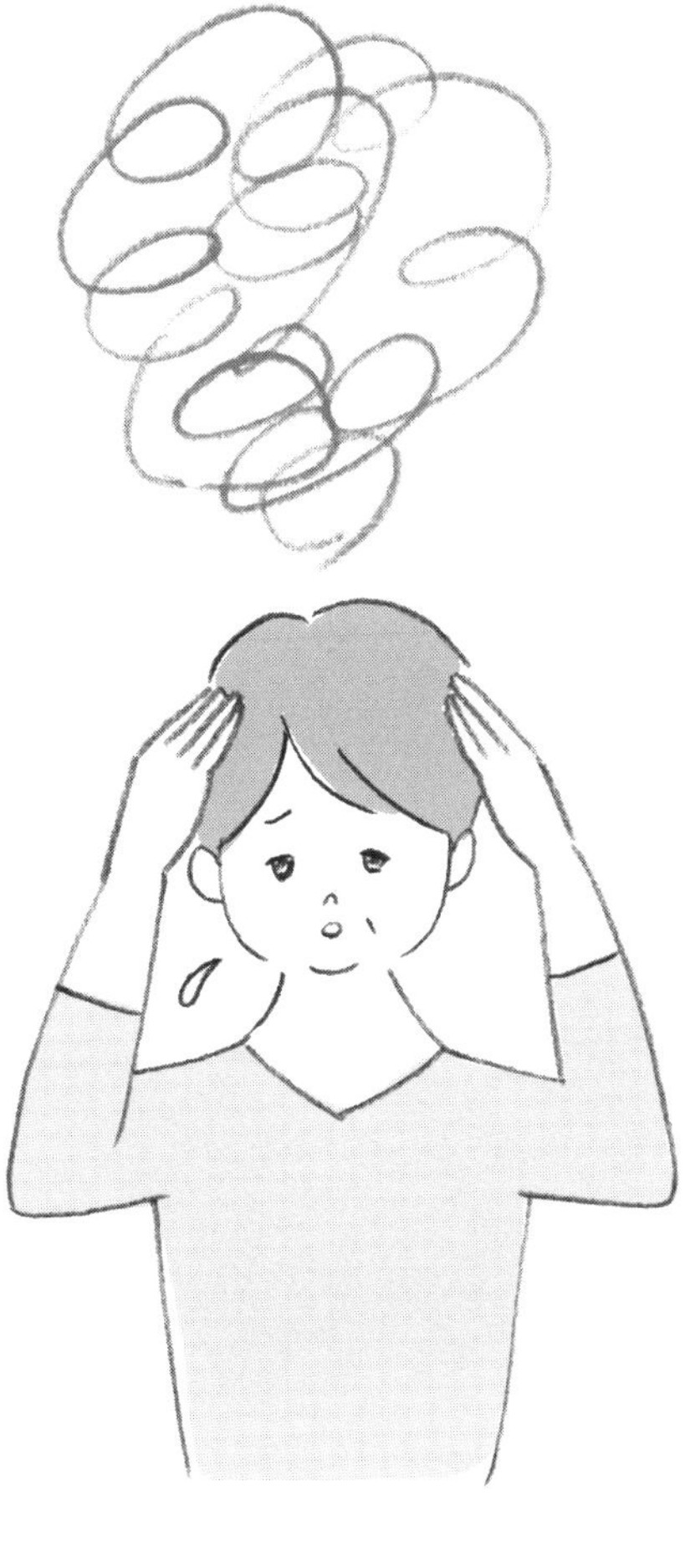

認知症に多い症状

後ほど、「認知症の診断（26ページ）」の項目で詳しく述べますが、認知症に多い症状は次の3つです。

(1) 記憶障害（中心となる症状）

老化による生理的な「もの忘れ」では、「朝食のおかずを忘れる」「会った人の名前を忘れる」「海外旅行で行った都市名を忘れる」……など部分的ですが、「認知症」は、「朝食をとったこと自体」「人と会ったこと自体」「海外旅行に行ったこと自体」をすっかり忘れてしまうことが特徴です。

(2) 見当識障害

場所（トイレや寝室）、人物（誰であるか）、時間（今日が何年何月何日か）がわからない。

(3) 認知機能障害

計算力、判断力の低下、失語（言葉を忘れてしまい、しゃべれない）、失行《しっこう》（着衣など一連の動作ができない、など）。

他にも、症状が進むと、うつ様症状（不安、焦燥、抑うつなど）、統合失調症様症状（幻覚、幻聴、妄想）の他、暴言・暴力をふるうようになる人もいます。

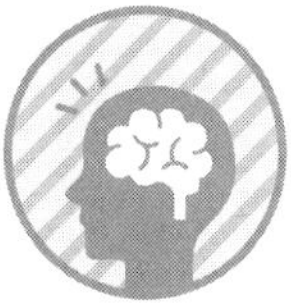

近年、認知症が急増している要因

現在、認知症が急激に増えている原因はずばり、65歳以上の高齢者が急増しているからです。

65歳以上の高齢者の5～6人に1人、15～20％が認知症を患っており、現在約50

0万人、2030年には約730万人にも増加するという試算もあります。とにかく、60歳以上の人は、毎年「1・5％」、80歳以上の人は、「3・9％」も認知症を発症するというのですから、事は穏やかではありません。

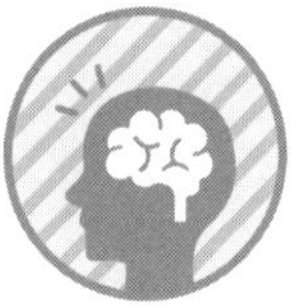

認知症の特徴

認知症は、発症までの潜伏期間が非常に長く、発症する25年前に、すでに脳（細胞）に変化があるとされているので、発症前の診断は困難で、発症後の完治はほぼ不可能とされています。

現在は進行を遅らせる薬で対処されており、しかも将来、画期的な治療薬が生まれる可能性も、ほとんどありえない、というのが大部分の専門家の意見です。よって、発症のかなり前より認知症患者を減らす「予防法」が、いちばん大切になるというのが現代医学の見解です。

認知症を発症すると、認知機能、記憶や見当識の低下に続き、慢性化すると「徘徊する」「暴力をふるう」など重症化していき、最後は寝たきりになり、誤えん性肺炎や褥創《じょくそう》など身体病も併発し、発症から死に至るまで7～10年が平均的なものです。

認知症が毎年増加していることを鑑みると、今後医療費や介護費用が著しく増大していくことになります。

これから、10～20年で、認知症に関する医療・介護費は、年間10兆円にも達する、という試算もあります。

認知症の種類

認知症のうち約70％が「アルツハイマー病」で、約20％が脳出血や脳梗塞による脳細胞の壊死《えし》から起こる「血管性認知症」です。残り約10％が、「レビー小体型」や、「水頭症」（過剰な脳脊髄液が脳を圧迫）「慢性硬膜下血腫」（頭部の打撲などで頭がい骨と脳の間に血腫（血の固まり）ができて脳を圧迫）、「脳腫瘍」によるものです。

いずれにしても、こうした原因により、記憶をつかさどる脳である「海馬」領域の神経細胞の変性（死）が起こることが、認知症を発症させるわけです。
では、それぞれについて詳しく解説していきましょう。

(1) アルツハイマー病

約100年前、アルツハイマー博士が以下のような症状をもつ女性を診察しました。

①急速に進む認知症（ボケ）
②うつ
③不安状態

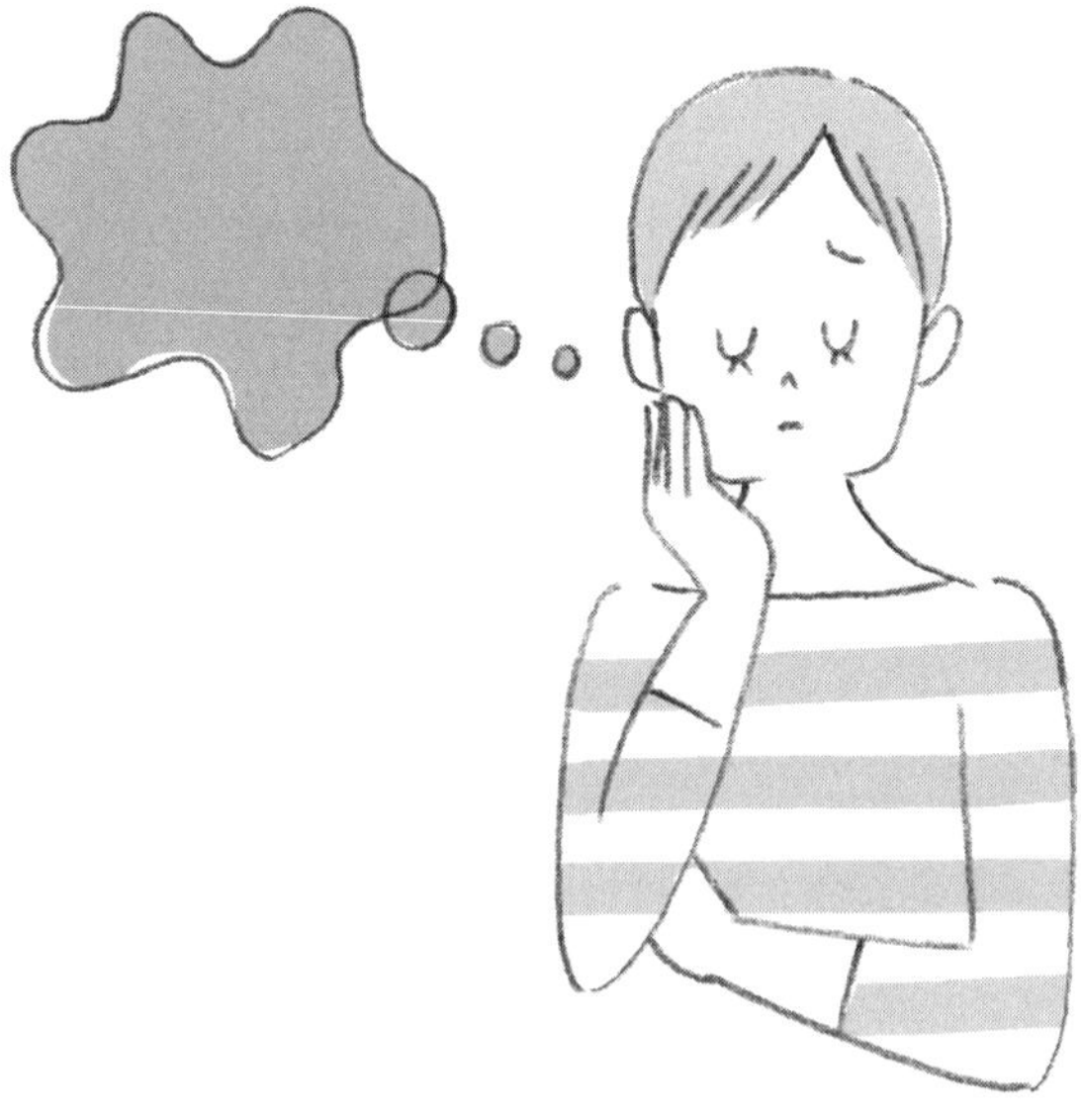

その死後に、女性の脳を解剖したところ、脳に多くの斑点が存在していることを発見し、これを「老人斑」と命名しました。

この老人斑の正体は、「アミロイドβタンパク」が海馬を中心に広範囲の脳神経に蓄積した後、「タウタンパク」が蓄積したものです。そして、老人斑ができると神経細胞が変性（脳神経原線維に変化）し、死滅していくことがあきらかにされました。

その後、「アミロイドβタンパク」は細胞外に、「タウタンパク」は細胞内に沈着することもわかってきました。

アミロイドβタンパクの沈着から発症まで20〜30年の潜伏期があり、発症したときにはかなりの脳細胞が萎縮・脱落し、その再生と病気の完治は難しいと主張する専門家が少なくありません。

アルツハイマー病は、「ＡＰＯＥ４」という遺伝子をもっている人がかかりやすいこともわかっています。米国のコロンビア大学で、この遺伝子をもつ９８０人（平均年齢75歳）を４年間追跡調査したところ、２４２人がアルツハイマー病を発症しました。

その人たちのほとんどが肉、卵、牛乳、バターに代表される高脂肪・高カロリー食を好んで食べていたといいます。

よって、アルツハイマー病を含む認知症の発症要因の1つに、「遺伝」が指摘されていますが、たとえ、その遺伝子をもっていても、認知症が発症するかどうかは日ごろの食生活にかかっているといってよいでしょう。

日本での研究でも、以下のような人に発症しやすいことがわかっています。

①運動をする機会の少ない人
②高血圧の人
③降圧剤（血圧を下げる薬）を服用している人
④糖尿病患者（2倍のリスク）
⑤肥満（睡眠時無呼吸症候群による脳細胞への酸素供給不足が一因となる）の人
⑥睡眠不足の人

アルツハイマー病には、現在アセチルコリンエステラーゼ阻害薬である「ドネペジル塩酸塩」（商品名＝アリセプト）が頻繁に使用されています。しかし、これはアルツハイマー病の病因を取り去ったり、悪化を阻止したり、改善させたりする治療薬ではありません。

そのため、服用を続けても認知機能が徐々に悪化してしまうことが多いものです。

(2) 血管性認知症

脳の血管が血栓などにより閉塞されて起こる脳梗塞や脳の血管が破れて起こる脳出血では、患部より先への血流が途絶えるために、脳の細胞が壊死を起こします。手足のシビレや麻痺、ろれつがまわらない……などの症状とともに、「もの忘れ」「感情のコントロールがうまくいかない」などの認知症の症状が発現することも少なくありません。

特に、「まだら認知症」（症状がひどくなったり、急に正常になったりする。また、記憶力はかなり悪くなっているのに、判断力や理解力はある程度、保たれているという状態）が特徴的な症状です。

女性よりも男性が多く、ＣＴ（コンピュータ断層撮影）などの画像では、壊死した脳の部分が映し出されます。

⑶ レビー小体型認知症

「レビー小体」という特殊な物質が生成され、神経細胞が死滅してしまうものです。これも、女性より男性が多いという特徴があります。

症状として、「うつ状態」「幻想」「妄想」が現れる点はアルツハイマー病と共通していますが、レビー小体型認知症は、パーキンソン病のような症状（震戦《ふるえ》＝手足のふるえ、固縮＝筋肉の緊張、こわばり、無動＝体の動きが悪い、仮面様顔貌＝表情が乏しい、姿勢反射障害＝バランスが悪く、転倒しやすくなる）が出現するのが特徴です。調子のよいときと、悪いときをくり返しながら進行することが多く、ＣＴ画像上は、はっきりした脳の萎縮が見られないことが多いとされています。

「水頭症」「慢性硬膜下血腫」「脳腫瘍」による認知症は、原疾患の治療が先決となります。

認知症の病理学的所見は、これまで述べた「アミロイドβタンパク」「タウタンパク」「脳血栓・出血」「レビー小体」などにより、脳神経細胞の変性・壊死が起こっている状態です。

そうした状態を起こす要因として、先にも述べましたが、

(1)遺伝
(2)高血圧
(3)糖尿病
(4)高脂血症（脂質異常症＝総コレステロール、LDL〈悪玉コレステロール〉、中性脂肪の高値）

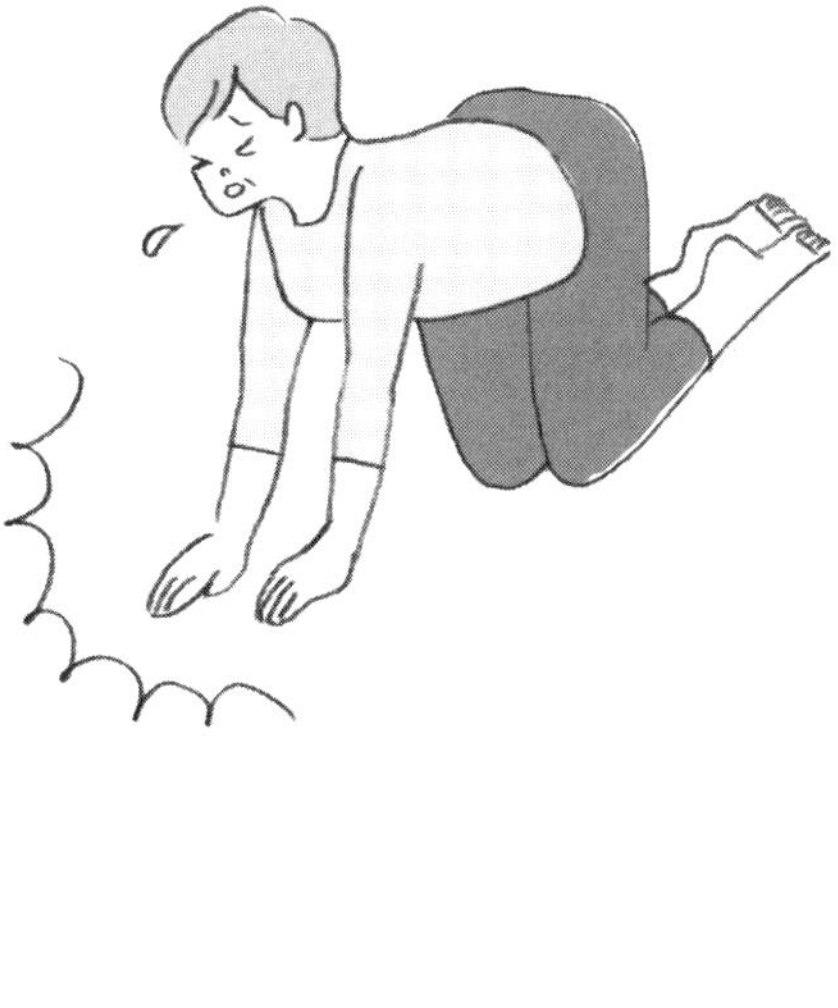

⑸ 抑うつ
⑹ 難聴（外からの情報が少なくなり、脳への刺激が不足する）
⑺ 飲酒過多
⑻ 喫煙
⑼ 運動不足
⑽ 社会的孤立（1人暮らし、家族と同居していても交流がない）
⑾ 教育歴

などが挙げられています。

認知症の診断

認知症の症状は、言語、知覚、思考に関する脳神経細胞の変性・脱落によって起こるもので、すべての認知症患者に多かれ少なかれ観察され、徐々に進行していきます。

具体的には、次のような症状が見られる場合に認知症と診断されます。

(1) 記憶障害（中心となる症状）

認知症の症状として典型的なのは記憶障害ですが、老化による「もの忘れ」と、「認知症」とでは、その症状に違いがあります。

老化による「もの忘れ」は、加齢により脳に生理的な変化が起こるために発生します。この場合、体験したことの一部を忘れる（ヒントを示せば思い出す）という特徴があります。

認知症（ボケ）による症状は、脳の神経細胞の変性や脱落によって発生します。この場合は、体験したこと自体を忘れる（ヒントを示しても思い出せない）という特徴があります。

具体的な症状を表にすると次のようになります。

■ 老化による「もの忘れ」と「認知症」との違い

	老化による「もの忘れ」	認知症（ボケ）
原因	脳の生理的な変化	脳の神経機能の変性や脱落
症状	体験したことの一部を忘れる （ヒントを示せば思い出す） ①他人の名前が思い出せない ②海外旅行に行った先の都市名が思い出せない ③昨日の夕食の内容を思い出せない ④大事な話し合いや約束の時間を忘れる ⑤今日の日付を忘れてすぐに出てこない	体験したこと自体を忘れる （ヒントを示しても思い出せない） ①家族の名前を思い出せない ②海外旅行に行ったこと自体を忘れている ③昨日、夕食をとったこと自体を思い出せない ④大事な話し合いや約束をしたことすら忘れている ⑤まったく年月の違う日付をいう
症状の進行	あまり進行しない	徐々に確実に進行する
自覚	忘れっぽいことを自覚している	忘れたことの自覚がない
判断力	あまり低下しない	低下する
日常生活	支障はない	徐々に支障が出てくる

(2) 見当識障害

見当識障害という症状は、場所・人物・時間の認識ができなくなります。具体的には、次のようなものです。

①場所……トイレや寝室などの場所を忘れる
②人物……話している相手が誰であるか、わからない
③時間……今日が「何年、何月、何日」か、わからない

(3) 認知機能障害

認知機能障害とは、次のような症状をいいます。

①計算力の低下
②判断力の低下
③失語（言葉を忘れてしまい、しゃべれない）

④失行（着衣など一連の動作ができない、など）

⑷その他の症状

次のような症状は、出る人と出ない人があります。

①初期……不安、焦燥、抑うつ、意欲減退
②中期……幻覚、幻聴、妄想、徘徊、暴言、暴力（かみつくなど）
③晩期……暴食症（異常な食行動）、不潔行為、弄便《ろうべん》、性的羞恥心の低下、無為《むい》

これらの症状をもう少し具体的にいうと、

①人や物の名前が出てこない
②財布や物を置き忘れる、よって探し物が多くなる
③「ここはどこ？」「今日は、何月何日？」など、場所や時間がわからなくなる。料

理の手順がわからなくなる

④同じことを何回もくり返していう

⑤「財布が盗まれた」などと疑い深くなる

⑥物事に関心がなくなる、怒りっぽくなる、だらしなくなるなど全般的に節度がなくなる

⑦複雑な話やテレビドラマのストーリーが理解できない

などです。

認知症を識別するテスト（MMSE）

種々のテストがありますが、米国のフォルスタイン夫妻が1975年に考案したMMSE（Mini-Mental State Examination＝簡易精神状態検査）が世界で最も簡単で、記憶力、計算力、言語力、見当識を判定できます。

次の表にある質問をして、回答できた項目の合計点によって診断します。

■ MMSE（ミニ メンタル ステート エグザミネーション）

設問	質問内容	回答	配点（30点満点）
1	・今日は何年ですか？ ・今の季節は何ですか？ ・今日は何曜日ですか？ ・今日は何月何日ですか？	年 季節 曜日 月／日	各1点（合計5点）
2	・この病院の名前は何ですか？ ・ここは何県ですか？ ・ここは何市ですか？ ・ここは何階ですか？ ・ここは何地方ですか？	病院 県 市 階 地方	各1点（合計5点）
3	物品名3個（桜、猫、電車など）		各1点（合計3点）
4	100から順に7を引く（5回まで）		各1点（合計5点）
5	設問3で提示した物品名を再度復唱させる		各1点（合計3点）
6	（時計を見せながら）これは何ですか？ （鉛筆を見せながら）これは何ですか？		各1点（合計2点）
7	次の文章をくり返す「みんなで、力を合わせて網を引きます」		1点
8	（3段階の命令） 「右手にこの紙を持ってください」 「それを半分に折りたたんでください」 「それを私に渡してください」		各1点（合計3点）
9	次の文章を読んで、その指示に従ってください　例：右手を上げなさい		1点
10	何か文章を書いてください		1点
11	次の図形を描いてください 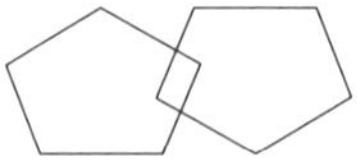		1点

27～30点＝正常
22～26点＝軽度認知症の疑いもある
21点以下＝認知症の疑いが強い

認知症になりやすい人、なりにくい人

次に、どんな人が認知症になりやすいのか、また逆にどんな人がなりにくいのか、その傾向を見ていきましょう。

「認知症になりやすい人」には、次のような特徴があります。

・高血圧、糖尿病（健康な人に比べ2倍のリスク）、肥満などの生活習慣病を患っている人
・運動をしない人
・大酒飲み

・ヘビースモーカー
・難聴の人
・社会的に孤立している人
・高い地位の職業の人が退職した後や、愛する人やペットを失った後などの喪失感で、心にポッカリ穴があいた人

最近は、スマートフォン（以下スマホ）の使いすぎによって脳が疲労し、考えることをしなくなった脳に起こる「スマホ認知症」（もの忘れ、意欲の低下）なる概念も出てきています。

これに対して、「認知症になりにくい人」には、次のような特徴があります。

・生活習慣病がない人
・日ごろからウォーキングなどの運動に勤しんでいる人

・適酒、禁煙を実行している人
・教育程度（学歴）の高い人
・余暇活動、知的活動（読書、日記書き、趣味に勤しむ）、社会参加（ボランティア他）に積極的な人
・明るく楽天的で、楽しく仕事（朗働）をこなし、不平不満をいわず、周りの人々を幸せにする（利他行為に富んだ）人

つまり、「認知症になりやすい人」のまったく逆と考えていただければいいでしょう。

西洋医学的な認知症へのアプローチ

「食」や「生活習慣」は毎日くり返されるので、「認知症」発症に、かなり影響しています。そのため、最近は一般の医学でも認識されつつあります。

現在、現代の西洋医学が究明している、「食」や「生活習慣」と「認知症」に関する最大公約数的な見解を以下に述べてみます。

(1) 野菜やビタミン類

種々の病気のうち80%以上の要因になっているのが「活性酸素（フリーラジカル）」です。

脳は代謝活動が旺盛なので、大量の活性酸素が発生し、それが脳細胞を酸化・変性させ、認知症の原因になる、ともされています。

そういう意味で、「抗酸化作用の強力なビタミン『C』や『E』が多く含まれる野菜を多く摂取すると認知症のリスクを40%減少させた（65歳以上の5000人を対象にしたChicago Health and Aging Project）」という研究結果も納得できます。

認知症患者の血液中の「葉酸」は欠乏しており、葉酸の欠乏が認知症の要因になるという研究もあるので、葉酸の多い食物も積極的にとるよう心がけましょう。

「ビタミンD」の欠乏で、認知症のリスクが「2・3倍」、アルツハイマー病のリスクが「2・5倍」、脳卒中（出血・梗塞）のリスクが「2・0倍」に増加するという研究もあります。「ビタミンD」を多く含む食物もしっかりとってください。

▼ビタミンCの多い食物

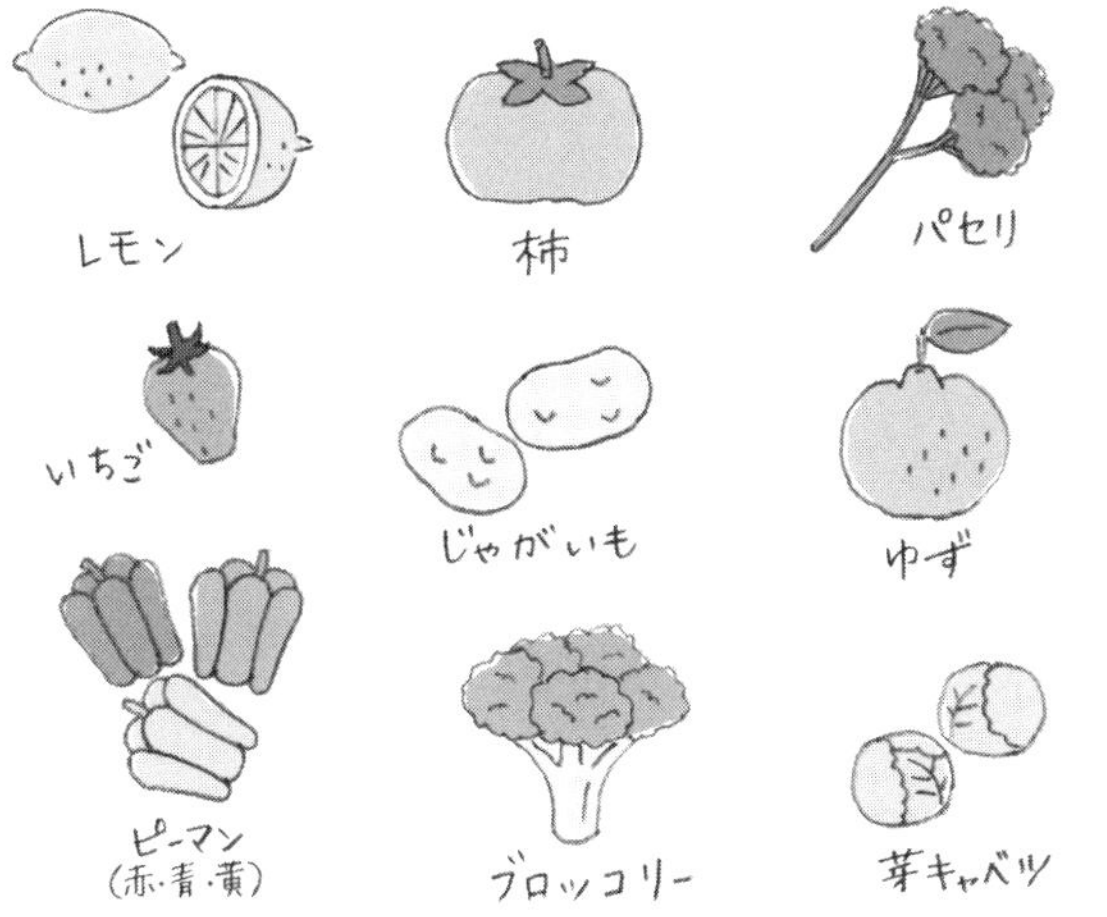
レモン
柿
パセリ
いちご
じゃがいも
ゆず
ピーマン
（赤・青・黄）
ブロッコリー
芽キャベツ

▼ビタミンEの多い食物

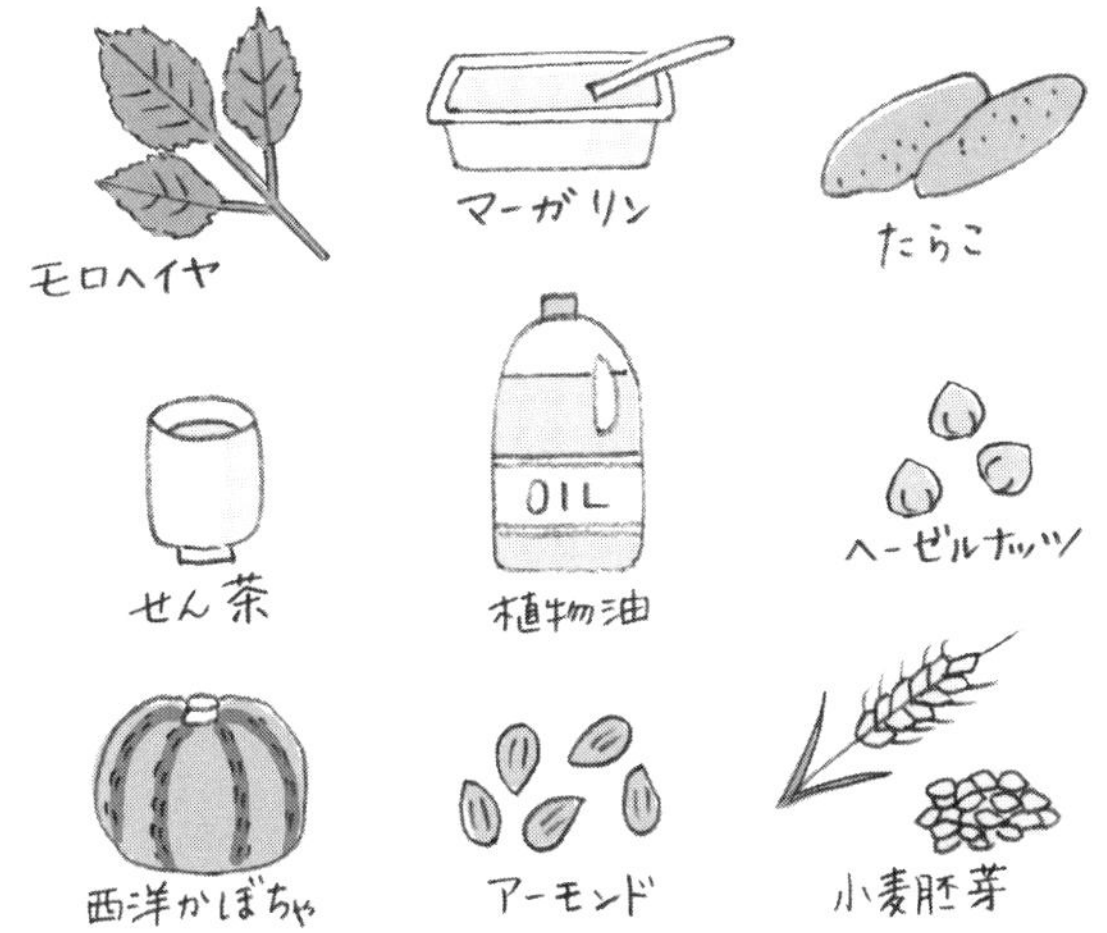
モロヘイヤ
マーガリン
たらこ
せん茶
OIL
植物油
ヘーゼルナッツ
西洋かぼちゃ
アーモンド
小麦胚芽

▼ 葉酸の多い食物

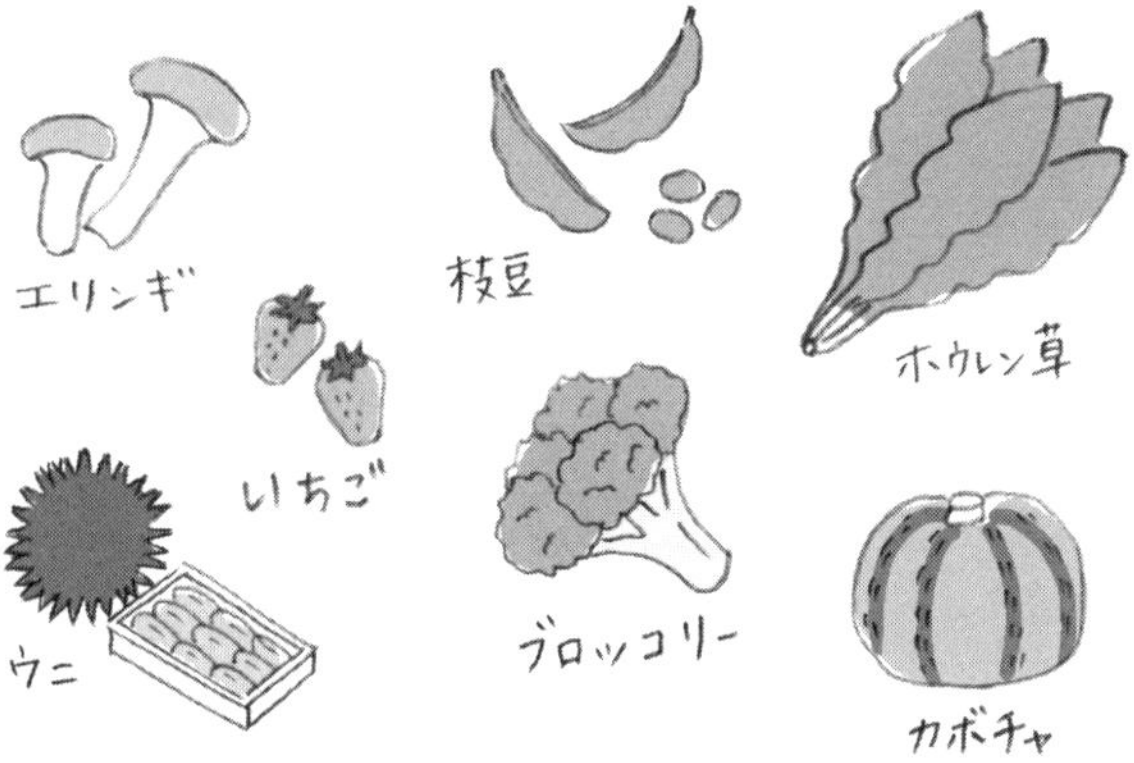
エリンギ
枝豆
ホウレン草
いちご
ウニ
ブロッコリー
カボチャ

▼ ビタミンDの多い食物

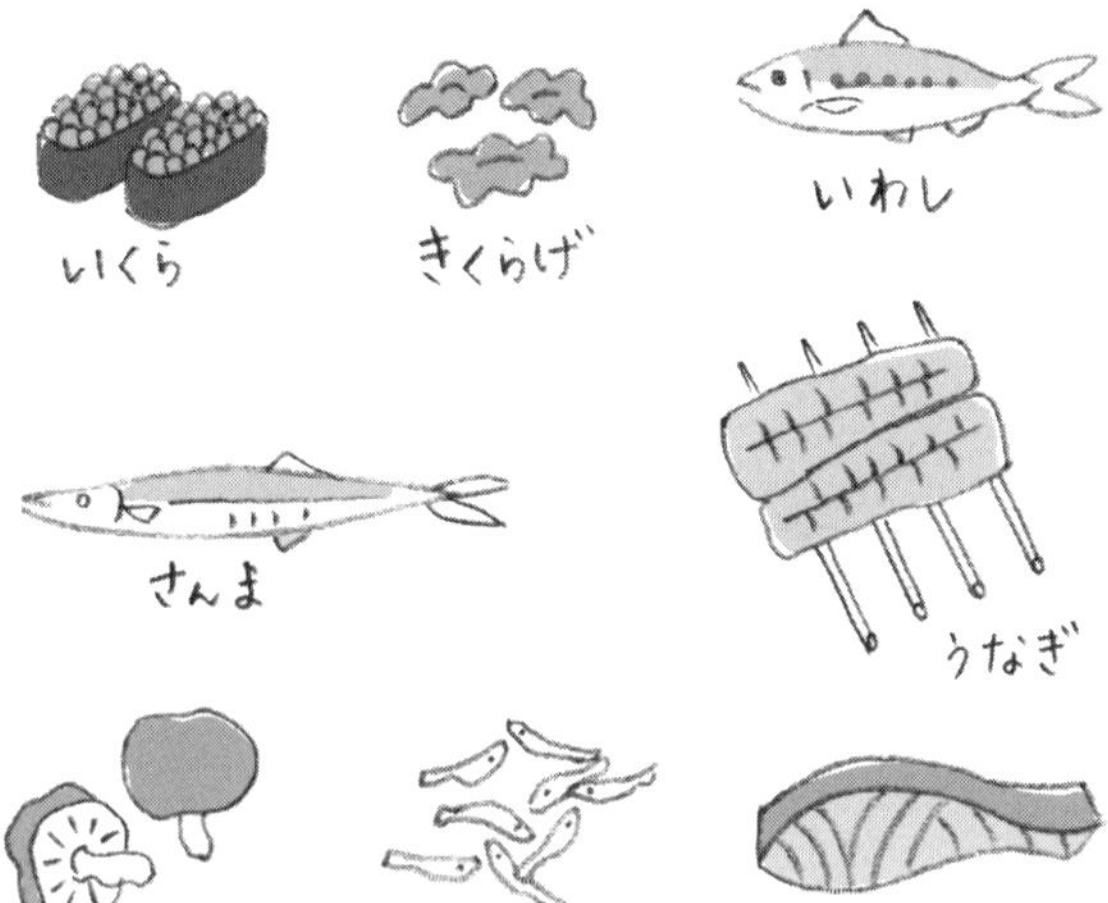
いくら
きくらげ
いわし
さんま
うなぎ
干ししいたけ
しらす干し
さけ

⑵肉や魚

「Chicago Health and Aging Project」により、65歳以上の高齢者5000人を7年間追跡したところ、「魚の摂取量を多くすると、アルツハイマー病のリスクが約60％低下する」ことがわかりました。

魚の油の「DHA（ドコサヘキサエン酸）」は、「脳細胞膜の構成要素であるリン脂質の成分であり、脳神経細胞の発育や健全性を保つのに不可欠」とされています。同じく「EPA（エイコサペンタエン酸）」は、「血小板の凝血作用を低下させる」「血中脂肪を減少させる」「動脈の伸展性・柔軟性を保持する」ことによって、脳細胞への血流をよくして、脳細胞の健常性を保ってくれます。

逆に、肉は、「飽和脂肪酸の含有量が多く、動脈硬化を促進させるので、多食は、認知症のリスクが2倍になる」とのことです。

⑶大豆

大豆に含まれる女性ホルモン様物質「イソフラボン」は、動脈硬化予防の「HDL

（善玉）コレステロール」を増加させ、血圧を下げ、脳血流をよくするので、大豆及び納豆、豆腐、豆乳、みそ、醤油などの大豆食品は認知症予防に有効です。認知症予防のために、積極的にとるべきです。

(4) アルコール

適量のアルコールは、認知症予防に効果的ですが、大量のアルコール摂取は、逆に認知症のリスクを高める、とされています。

フランスのボルドー大学医学部のOrgogozo教授は、「赤ワインを1日にグラス3〜4杯（実際はグラス1・5杯で十分とのこと）飲んでいる人は、認知症やアルツハイマー病の発症が70〜80％減少する」と述べています。

スウェーデンで「1462名の被験者を追跡調査したところ、赤ワイン摂取群は、認知症のリスクが70％も低い」という研究発表もなされています。「ビール、白ワイン、蒸留酒（スピリッツ）には、認知症のリスクを下げる効果がない」ので、「赤ワインの認知症予防効果は、アルコール以外のレスベラトロールなどのポリフェノールの抗酸化効果によるもの」と推測されています。

⑸クルクミン

生姜、ウコン、カレーに含まれる「クルクミン」は、「アミロイドβタンパク」の脳神経細胞への沈着を防ぎ、認知症の発生に抑制的に働くとされています。

⑹地中海食

野菜、果物が豊富で、調理にふんだんにオリーブ油を用い、魚や魚介類も豊富で、そのぶん肉類の摂取が少なく、ワインもしっかり飲む、いわゆる「地中海食」は、心臓病、脳卒中、ガンなどの予防食としても知られていますが、認知症のリスクを下げる効果もあります。

⑺運動

運動習慣のある人は、そうでない人より、認知症、アルツハイマー病のリスクが低いのは、運動により、体熱が上昇し、高血糖（糖尿病）、脂質異常症が改善され、それがそのまま動脈硬化や血圧低下につながるから、とされています。

⑻ 肥満

中年期の肥満は、認知症のリスクを増大させるが、高齢者の肥満は心配ないどころか、むしろ、そのリスクを低下させるという研究もあります。

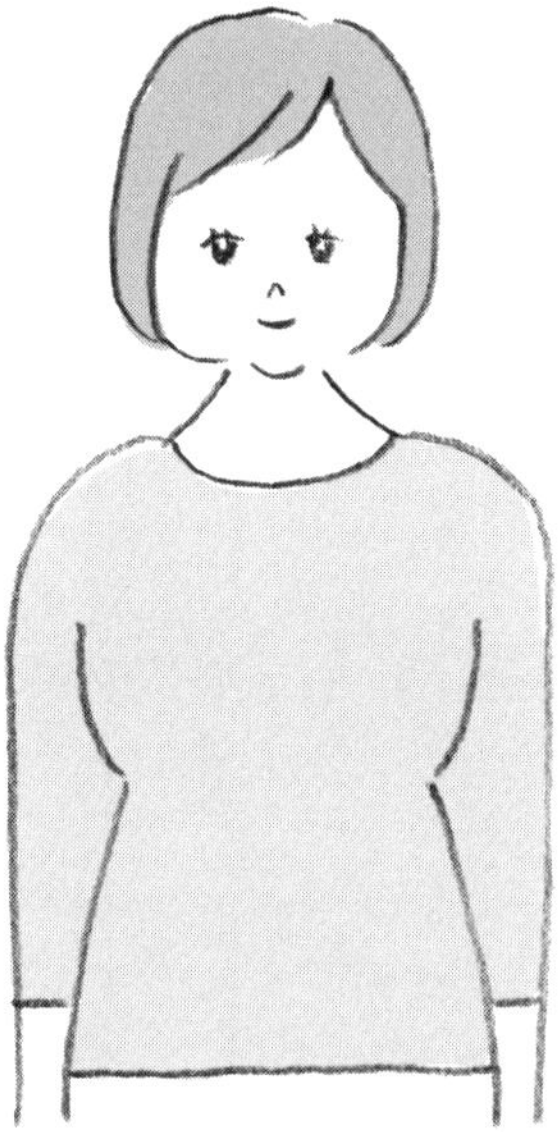

高齢者においては、「10年前の体重より急激に減少すると認知症のリスクが、急激に高まる」とされています。体重減少の原因は、筋肉量が減少してしまったことによるところが大きいでしょう。ＢＭＩ（body mass index＝肥満指数）が高齢になっても10年前とほぼ同じ値に維持されている人は、認知症にかかるリスクが低い、とされています。

※ＢＭＩ＝体重（kg）÷身長（m）÷（身長）＝「22」が標準、「25」以上が肥満。

加齢により筋肉量が減少したり筋力が低下したりすることを“Sarcopenia《サルコペニア》”といいますが、この状態は肥満になりやすく、結果として認知症になるリスクが高まるので、日ごろから適度な運動を欠かさないようにしましょう。

⑼ 喫煙

紫煙に含まれる「ニコチン」は血管を収縮させ、脳の血流を低下させます。その結果、脳細胞への種々の栄養素、水分、酸素の供給を減少させるので、認知症が発症しやすいのは、当然の帰結でしょう。

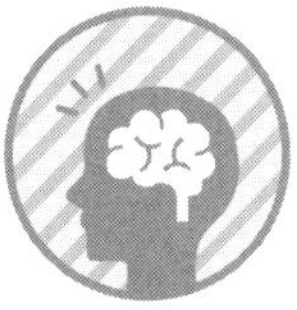

結局は、脳の血流をよくしてあげることが肝要

「お手当て」という言葉は、医療などほとんど存在しなかった原始時代に、胸が痛いときには胸に、お腹が痛いときには腹に、手の平を当てて、温め、血流をよくしてあ

げて症状をよくしようとする本能の仕草であった、と考えられます。

血液中には、肺から吸入された酸素、胃腸から吸収された食物由来のタンパク質、糖、脂肪、ビタミン（約30種）、ミネラル（約100種）などの栄養素、内分泌器官で作られた種々のホルモン、骨髄やリンパ節、肝臓、腸の中で作られた赤血球や白血球や免疫物質……等々が含まれ、人間を形成する60兆個の細胞・それらからなる組織、器官、臓器を養っています。

したがって、血流（血液の供給）が悪い臓器・器官は、病気にかかりやすいし、血流をよくしてあげると病気は治りやすくなります。

日常の診療で気づくことは、触診で心窩部（胃の存在するみぞ落ち）が冷たい人は、胃炎、胃潰瘍、胃ガンなどの胃の病気に、肝臓の存在する右上腹部が冷たい人は肝炎や脂肪肝に、乳房の冷たい人は乳ガンに、臍より下が冷たい人は、そこに存在する子宮・卵巣の病気（生理不順、子宮筋腫、卵巣のう腫、子宮や卵巣のガン……）にかかりやすいという点です。

「冷たい」ということは、その部分（臓器、器官）への血流が悪い、ということなのです。

マウスの実験で、両側の頸動脈を狭窄させて、脳への血流を少なくさせると認知症が発症します。よって運動や入浴、そしゃく（よく噛むと脳の血流がよくなる。よって、歯が抜けたり、入れ歯になったりすると、そしゃく力が減り、認知症になりやすい）、歌を歌う、趣味に打ち込む、笑う……等々により、脳の血流がよくなると、認知症になりにくくなるわけです。

低血圧症の人は認知症リスクが高い

脂質異常症、高血糖（糖尿病）、高血圧などにより動脈硬化が促進され、血管が細くなり、脳への血流が悪くなると、脳神経細胞への栄養素が十分に供給されず、脳神経細胞の変性、壊死、認知症の発症が起こりやすくなるのは、当然でしょう。

ただし、「血圧」は、微妙な意味を含んでいます。高血糖、高血圧、塩分の摂取過多などにより動脈硬化が生じ、血管が細くなると血流が悪くなるので、全身の細胞に血液を送り届けるために心臓は力を入れて押し出そうとします。これが、高血圧です。

スウェーデンで、「収縮期血圧160㎜Hg以上の高齢者に、降圧剤を使って、血圧を平均15㎜Hg下げたところ、認知症のリスクが3・1倍に上がった」との研究があります。心臓は脳（を含めて、あらゆる臓器・細胞）への血流をよくするために力を入れて血圧を上げていたのに、血圧を下げることによって脳血流が減り、認知症のリスクが増大した、といってよいでしょう。

このことから、低血圧症の人は、むしろ脳血流が悪く、認知症のリスクが高い、というデータがあることは納得できるでしょう。

一方で、血管を拡張して血流をよくする降圧剤である「カルシウム拮抗剤（商品名：アムロジン、ノルバスクなど）を、収縮期血圧が高い3000人の被験者に投与したら、強力な認知症予防効果があった」とするヨーロッパでの研究がありますが、なるほど、と得心がいくはずです。

また、脳梗塞や心筋梗塞などの「血栓症」の予防治療に使われる「抗血栓剤」（血

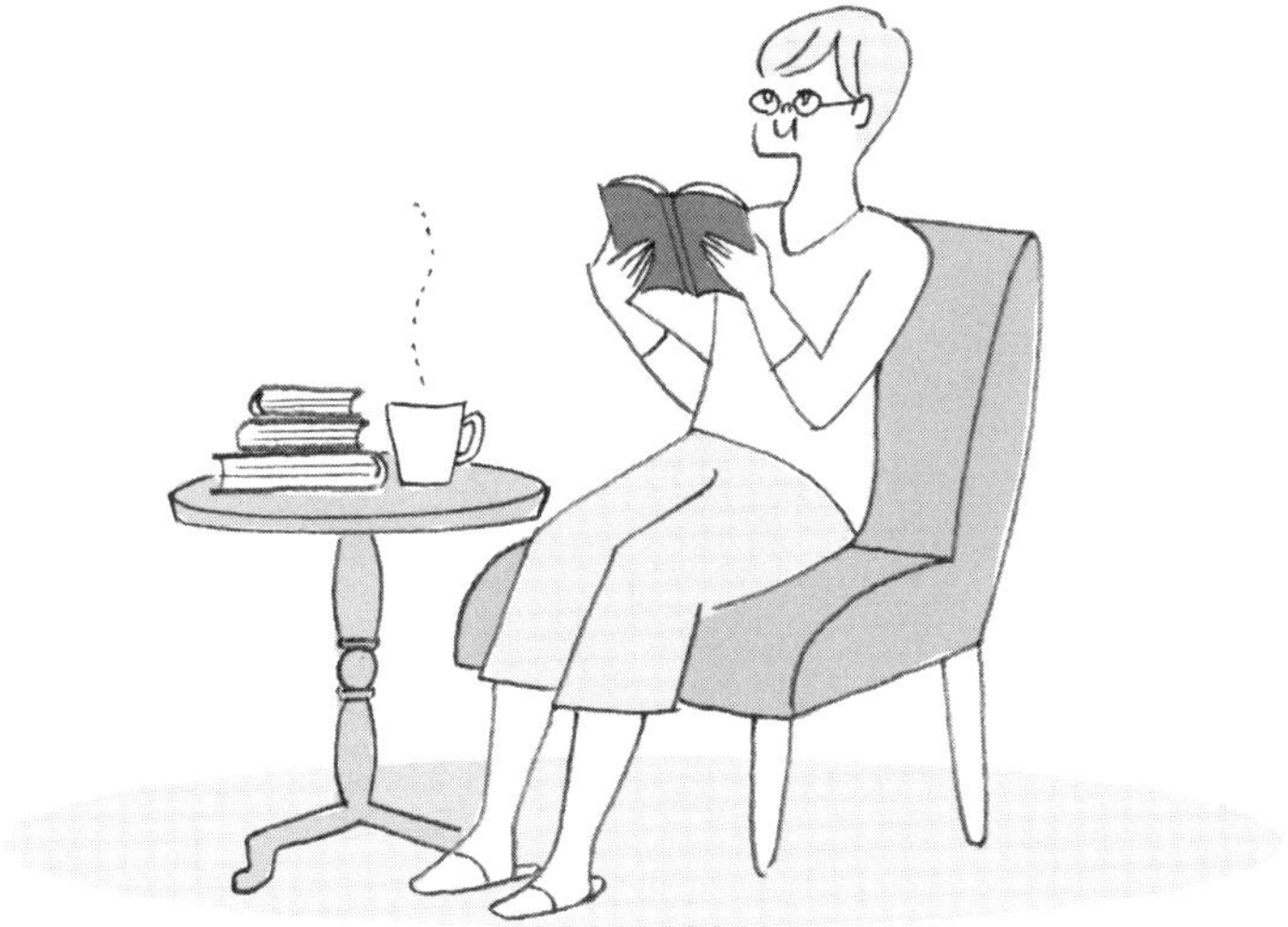

液サラサラの薬）に、一定の認知症予防効果があるのも、首肯できます。

認知症を起こしやすくする要因として、先に掲げた「高血圧」「糖尿病」「脂質異常症」は動脈硬化を惹起する原因であり、結果であり、脳血流を悪くします。

「抑うつ」や「社会的孤立」は、漢方医学でいう「気の流れ」が悪い状態であり、その結果、「血の流れ」も悪くなります。

「高等教育を受けた人」は、読書をしたり、新聞を読んだり、様々、物事を考えたりする習慣が旺盛なので、脳の血流がよくなり、認知症のリスクが低い、と考えてよいでしょう。

東洋医学的な認知症へのアプローチ

では次に、東洋医学で認知症に有効とされているものを見ていきましょう。

⑴ イチョウ葉エキス

イチョウ葉エキスは、血液の循環をよくして、大脳の働きを活性化させます。その主役となるのが、「フラボノイド」（ポリフェノールの一種）と「ギンコライド」（強力な抗酸化作用をもつ）とされています。

イチョウ葉エキスの生理作用は、

①血管拡張作用……血液の流れをよくする

②抗血液凝固作用……血小板を凝集させるＰＡＦの作用を阻止することにより、脳の血流をよくする

③抗酸化作用……脳の「海馬」を酸化ストレスから守る
④脳の神経伝達回路の活性化作用

で、こうした作用により、

①アルツハイマー病をはじめとする認知機能の衰えを防ぐ
②抑うつ気分をとる
③高血圧、耳鳴り、視力低下、聴力低下を防ぐ

などの効果を発揮します。サプリとしても市場に出まわっています。

(2) 釣藤散《ちょうとうさん》

朝方に起こる頭痛、頭重《ずじゅう》、高血圧に処方されますが、昔から「ボケ」（認知症）予防の薬として、漢方では重宝されてきました。

釣藤散は、脳の血管を広げて脳の血流をよくすることで脳動脈硬化症を改善し、脳細胞の活性化を促す作用があります。

また、精神不安、抑うつ、不眠にも奏効します。

含有成分

釣藤鈎《ちょうとうこう》……脳の血流をよくする
石膏……のぼせを鎮める
陳皮《ちんぴ》……元気をつける
麦門冬《ばくもんどう》……元気をつける
半夏《はんげ》……水分代謝をよくして、めまいをとる
甘草《かんぞう》……他の生薬の副作用をとる
茯苓《ぶくりよう》……水分代謝をよくする
菊花……心を落ちつかせる
人参……元気をつける

防風……発散作用
生姜《しょうきょう》……脳の血流をよくする

(3) 抑肝散《よくかんさん》

「肝を冷やす」「肝に銘じる」「肝だめし」という言葉からわかるように、漢方では「肝＝精神の中枢」と考えています。

よって、抑肝散という薬名は、認知症の症状であるイライラ、興奮、不安、不眠、怒り、徘徊などの症状に奏効することを意味します。

ＮＨＫの番組でも紹介されたことがあるので、最近は、「認知症」の患者

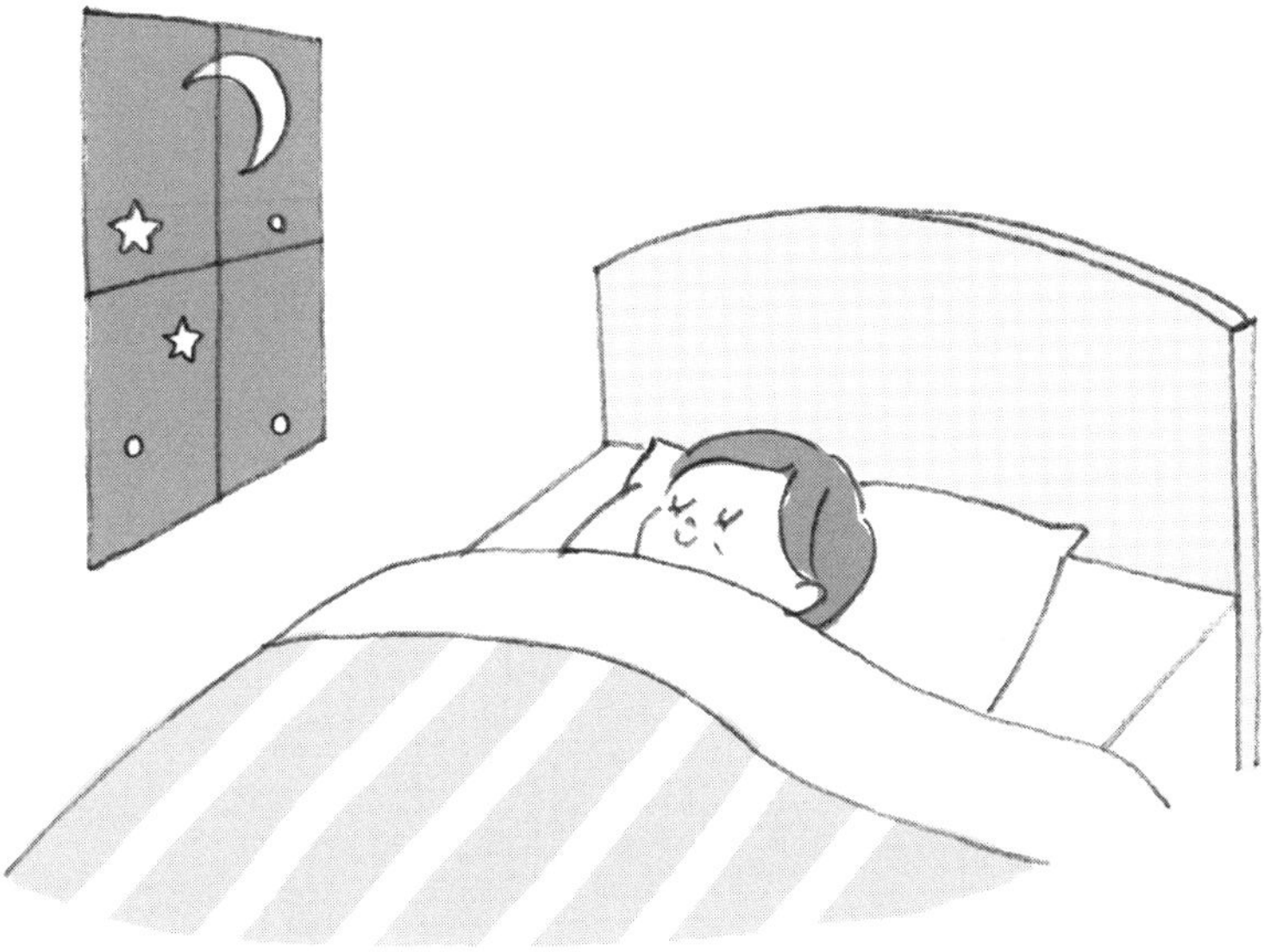

さんに頻繁に処方されるようになりました。

含有成分

釣藤鈎……脳の血流をよくする
柴胡《さいこ》……熱や炎症を抑える
蒼朮《そうじゅつ》……水分代謝をよくする
茯苓……気もちを落ちつかせる、動悸を鎮める
当帰《とうき》……血行をよくする
川芎《せんきゅう》……血行をよくする
甘草……他の生薬の副作用をとる

(4) 抑肝散加陳皮半夏《よくかんさんかちんぴはんげ》

「抑肝散」に、陳皮（ミカンの皮を干したもので、元気をつける）、半夏（サトイモ科の根で、のどの詰まった感じ〈うつ症状〉や吐気をとる）を加えたもので、「興奮

して怒りっぽくなる反面、ときには、沈みこんで、うつ状態になる」ような症状の認知症に用いられます。

(5) 八味地黄丸《はちみじおうがん》

人間は、歳とともに「尻が垂れ下がる」「太ももが細くなる」など下半身の筋肉が削げ落ちてくると同時に、「腰痛」「膝痛」「脚のむくみ」「脚がつる」「尿に勢いがなくなり（夜間）頻尿が出現」「性力・性欲の低下」……等々、下半身に種々の症状が出現してきます。

人間の下半身を植物にたとえると、「根」にあたります。

よって、老化を予防するには、ゴボウ、人参、レンコン、ネギ、タマネギ、ヤマイモ……など根菜類をしっかり食べることが必要です。

「認知症」は、「若年性認知症」（18～64歳で発症する。大半の原因がストレスによる脳の萎縮が原因）などの例外を除き、ほとんどが65歳以上の高齢者に発症する老化による病気です。

ですから、ある面、「認知症」の予防にとっていちばん大切なことは〝Stay young!〟（若さを保て！）ということでしょう。

そういう意味で、8つの生薬のうち5生薬（ヤマイモ、地黄、沢瀉、牡丹皮、附子）が〝根菜〟よりなる八味地黄丸は老化、認知症予防のためのACE《エース》（切り札）といってもよいでしょう。

八味地黄丸は、「下肢・腰・膝の痛み、冷え、むくみ、精力低下、頻尿、老眼、白内障、耳鳴り、難聴、老人性皮ふ掻痒症……」などの老化現象の特効薬です。

その中心薬は「山薬」＝ヤマイモで、漢方の古典『神農本草経《しんのうほんぞうきょう》』にもヤマイモについて「虚弱体質を補って早死を防ぐ。胃腸の調子をよくして暑さにも寒さにも耐え、耳、目もよくなり、長寿を得られる」としています。

最近、富山大学などの研究で、ヤマイモに含まれる「ジオスゲニン」という成分が、

①記憶力を増進させる

②アミロイドβタンパクを減少させるという可能性があることが、あきらかにされています。

以上のことから、脳の老化（認知症）をはじめ、種々の老化現象を防ぐために、キンピラゴボウを毎日食べる、昼食は「とろろそば」にする、うどんやそば、みそ汁には、ネギを存分にふりかける、タマネギと人参のサラダを醤油味ドレッシングで食べるなど、根菜類をしっかり食べるように心がけられるとよいでしょう。

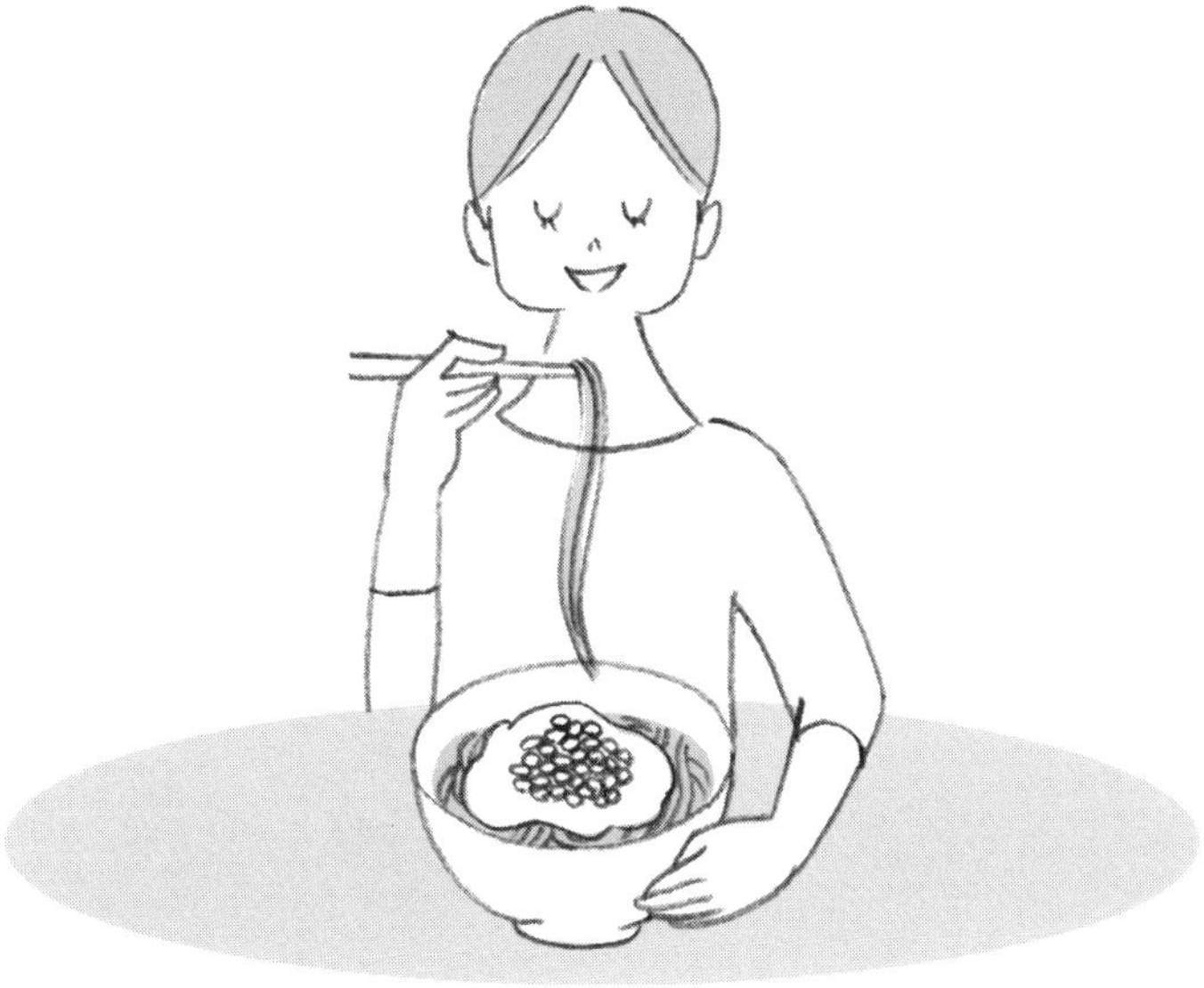

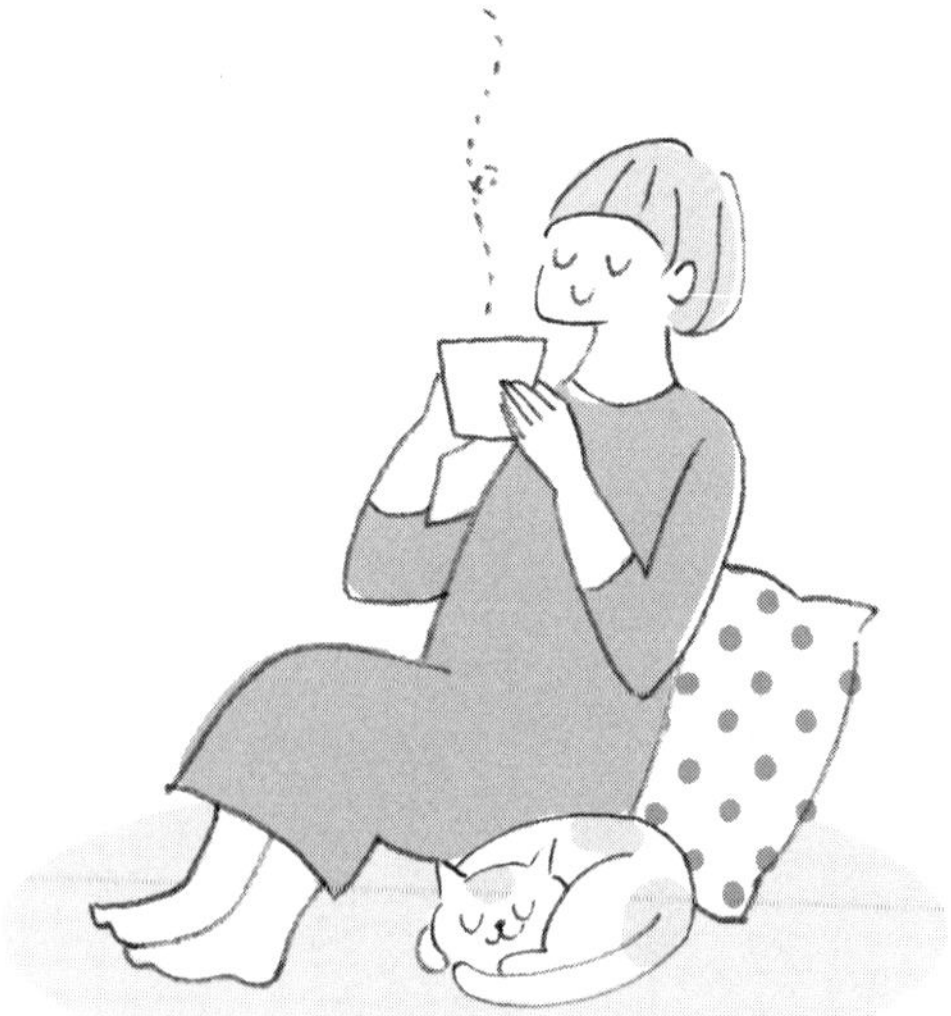

第2章

「空腹」は、なぜ認知症にいいのか？

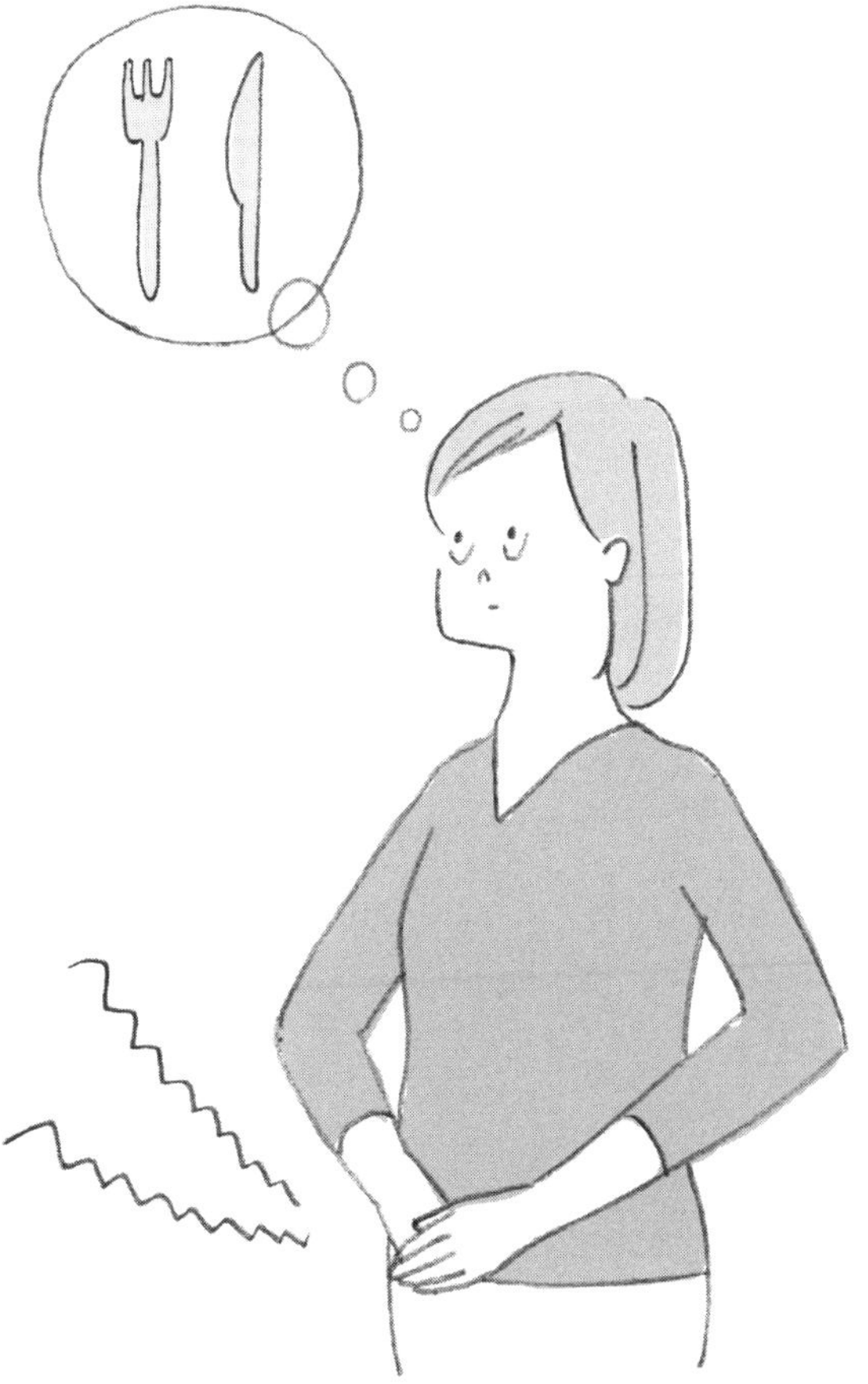

空腹の状態が、いかに健康によいか

「腹八分に病なし、腹十二分に医者足らず」という江戸時代の医学者、貝原益軒《かいばらえきけん》（1630〜1714）の名言があります。

われわれ文明人は、交通機関の発達、家電製品の普及などで、「歩かない」「家事労働をしない」でカロリー消費が減っているのに、1日3食を食べる（食べないと健康に悪い、特に朝食は大切だという一般医学の指導）からこそ、高脂血症、高血糖（糖尿病）、高体重（肥満）……など、「高」のつく、「メタボ」つまり「食べすぎ病」に苦しんでいるのです。

人類300万年の歴史はある面、空腹の歴史です。

干ばつ、洪水、山火事、地震……などの天変地異のために、食物がとれず、「空腹」を余儀なくされることが続いたのです。よって、人間の体の生理は、「空腹」であることを前提に作られています。

空腹になり、血糖が下がる（低血糖になる）と、頻脈、冷や汗、意識の低下……などの「低血糖症状」が起こります。そのとき、アドレナリン、ノルアドレナリン、コルチゾール、サイロキシン、グルカゴンなど、約10種類の血糖を上げるホルモンが副腎、甲状腺、すい臓……などから分泌されて、なんとか「低血糖症状」を改善しようとします。

しかし、食べすぎて血糖上昇が続くと、高血糖症（糖尿病）が惹起《じゃっき》されますので、血糖を下げるホルモンが分泌されますが、血糖低下ホルモンは、主にインスリン1つしかないのです。

こうしたホルモンのバランスから見て、人類は、空腹の時代を過ごしてきたことがおわかりになるでしょう。

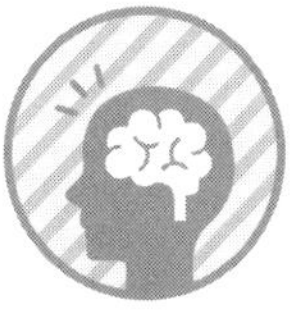

空腹がもたらす数々の恩恵

空腹になると、胃からグレリンが分泌され、脳の記憶中枢（海馬）の血行をよくし、頭脳の働きを活発化させます。人類は常に空腹であったからこそ、狩りを工夫し、農機具を改良し、やがては種々の機器を考案・発明することができ、スマホに代表されるような、超便利な機器を手にすることができるようになったのでしょう。

他に、空腹（特に16時間以上）により、体内では、

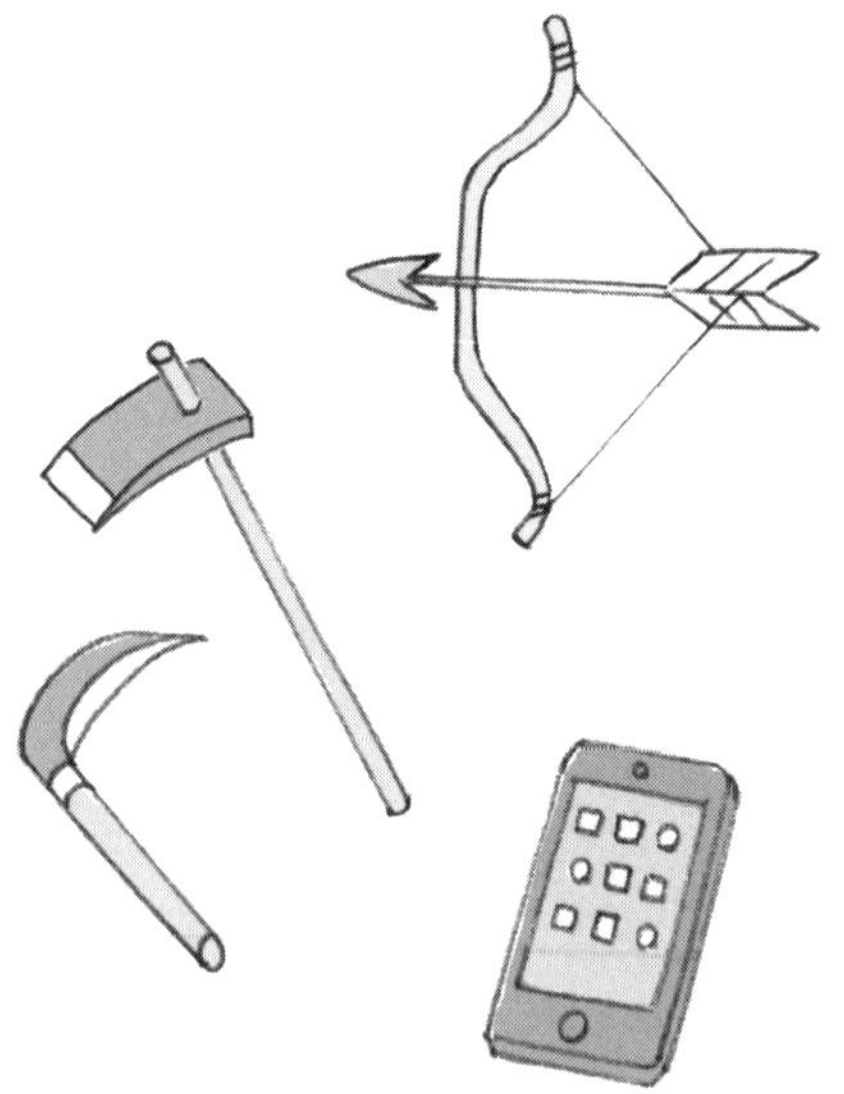

(1) Autophagy《オートファジー》（自食作用）が働いて細胞が若返る——２０１６年に東京工業大学の大隅良典栄誉教授にノーベル医学・生理学賞が与えられた研究。

(2) Sirtuin《サーチュイン》（長寿）遺伝子の活性化——２０００年、米国マサチューセッツ工大のＬ・ギャラン教授の研究より。

（3）Autolysis《オートリシス》（自己消化）――空腹のとき、正常細胞が病的細胞を貪食《どんしょく》して病気治癒力を高めるという１８００年代末にロシアの病理学者、パシュケンが唱えた説より。

（4）免疫力の増強――白血球の細菌、ウイルス、ガン細胞を貪食する力が高まる。

（5）Detox《デトックス》（解毒）の促進――２０００年も前から、漢方医学でいわれる「万病一元、血液の汚れから生ず（血液の汚れが目ヤニ、鼻汁、耳だれ、濃尿、宿便、皮ふの発疹などを通して排泄されている状態が病気である）」という考え方より。

などが行われることがあきらかにされています。

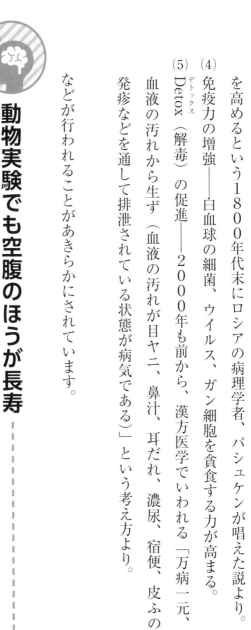

動物実験でも空腹のほうが長寿

米国のボルティモアにある国立老化研究所は、昆虫からアカゲザルなどの高等動物までを数十万匹も実験用に飼育しています。

１日の食物摂取量の多い・少ないによって、老化の程度や寿命の長さを比較してみ

たところ、

①腹十二分の動物……最も早く老化し、いちばん短命
②腹十分の動物……早く老化し、①に次いで短命
③腹八分の動物……長く若さを保ち、長寿
④腹六分の動物……いつまでも若さを保ち、いちばん長寿（寿命が50％延びる）

という結果が得られました。

同研究所のドナルド・イングラム博士は「年老いたネズミの脳内ドーパミン受容体（パーキンソン病の発症と深く関係）の量を測定し、その後、摂取カロリーを40％（腹四分）に抑えたところ、老化すると減っていくはずのドーパミン受容体の量が逆に増え、学習記憶能力も高まった。また、通常食のネズミに比べて、寿命が40％延びた」との実験結果を発表しています。

米国のウィスコンシン大学でも「70％（腹7分）にカロリーを制限したアカゲザルは、認知症、糖尿病、ガンの発生率が激減した」との研究を発表しています。

食物を少なくし、カロリー摂取を抑えると、代謝速度が減弱します。これによって加齢速度が低下し、認知症をはじめとした老化関連の疾患が減少。結果として寿命が著しく伸びるとのことです。

グレリンの分泌

食べ物を少なくして空腹の時間を作ると、胃の「A－like（すい臓のランゲルハンス島のA細胞に似ている、という意味）cell」と呼ばれる内分泌細胞から、「グレリン」というホルモンが分泌されます。

「グレリン」の作用としては、

①消化管運動の促進（胃液分泌の促進、食欲増進）

②胃腸、肝臓、すい臓などの病気の
　治癒促進
③抗ストレス
④精神病の治癒促進
⑤心臓機能の促進
⑥免疫力の増強

などがある他、

⑦脳の「海馬」の領域の血流をよくして、「記憶力をよくする」「脳の働きをよくする」「認知症を防ぐ」

などの働きも確認されています。

映画（キネトスコープ）や蓄音機（ＣＤやオーディオ機器の元になったもの）な

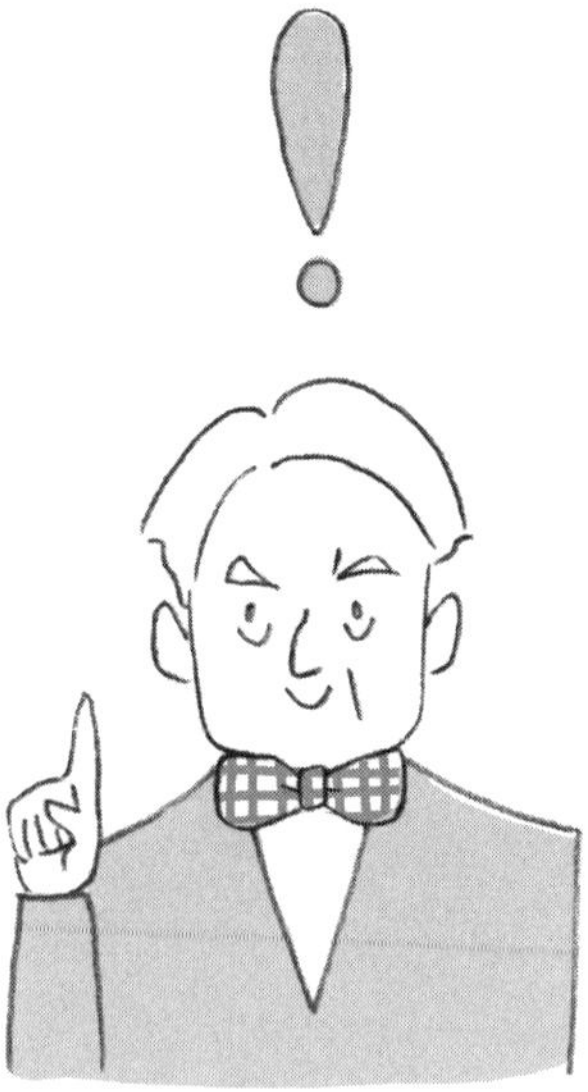

ど、1000以上の発明をした米国の発明王トーマス・エジソン（1847〜1931）が蓄音機を発明したときは、222時間、食べず、寝ず、水だけ飲んで過ごしたところ、ひらめきを得て発明につながったといいます。

ライオンも人も、空腹のほうが脳は活発

「百獣の王」と呼ばれるライオンでも、餌である草食動物にありつけるのは5日に1回ぐらいです。

空腹になると、ライオンの体内ではグレリンが分泌され、海馬の血行がよくなることで、脳が活発に働き始めます。そして草陰に隠れ、息をひそませながら獲物に近づき、捕えられると確信したら走り出すのです。

獲物を食べて満腹になると、今度はゴロンと横になり、草食動物がすぐ近くを通っても見向きもしません。

食後は、食物を消化・吸収するために、血液が胃腸に集まります。すると、脳へ巡

る血液が不足して眠くなったり、手足へまわる血液が少なくなってだるくなったりするワケです。

小生は、この40余年で、全国で２０００回近く「健康」をテーマにした講演をやらせてもらいましたが、午後1時や2時から始まる講演会では2～3割の人が居眠りをされている、というのが常です。昼ご飯の食べすぎでしょう。

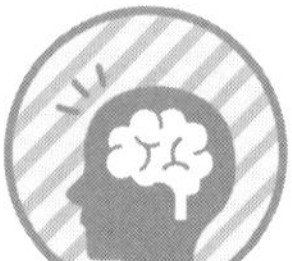

オートファジーの活性化

Autophagy《オートファジー》とは、栄養が低下し、飢餓状態に陥った細胞が、生き延びるために、「自ら（auto）」を「食べる（phagy）」現象です。その作用を詳しく述べると、

(1) **栄養の再利用**……細胞内の物質を細胞自身が分解し、栄養素として再利用する
(2) **浄化作用**……細胞内の不要物を分解して、掃除する
(3) **防御作用**……細胞内に侵入したウイルスや病原菌、有害物質を分解して、細胞を

守る

という3つに分類されます。

細胞内に、体（すなわち健康）にとって悪影響をおよぼす異常タンパク質ができると、オートファジーで分解して浄化します。オートファジーも、以下の2つの機構に分類されます。

(1)**基礎的オートファジー**……常に一定レベルで働いている

(2)**誘導性オートファジー**……カロリー制限（小食）などで活性化する

この2つのうち、後者の誘導性オートファジーにより、アルツハイマー病や種々の認知症で、脳神経細胞に凝集・沈着しているタンパク質を分解して症状を改善する、とされています。

つまり、記憶に関する「海馬」に、加齢とともに過剰に蓄積する「アミロイドβタンパク」や「タウタンパク」を取り除くことで、認知症で生ずる神経細胞死や脳内炎症を抑制するわけです。しかし一方、カロリー制限によってオートファジーを過度に活性化させると、アルツハイマー病を悪化させる、という研究もありますが、これは「水断食」など極端な空腹を長期間続けた場合などではないか、と推測されます。

サーチュイン遺伝子の活性化

米国のマサチューセッツ工科大学（生物学部）のレオナルド・ギャラン教授は2000年に、「生物が飢餓状態になると活性化し、体の細胞の老化を防ぎ、寿命を延ばす働きをする」〝Sirtuin《サーチュイン》（長寿）遺伝子〟を発見しました。

この「サーチュイン遺伝子」は老化や病気の元凶物質とされる活性酸素の攻撃から細胞や遺伝子を守り、若々しさを保たせ、ガン、心臓病、脳卒中（出血、血栓）、糖尿病などの病気を防いでくれます。

最近では、「サーチュイン遺伝子」には、認知症の予防効果があることがあきらかになっています。

２０１１年6月12日、ＮＨＫスペシャル「あなたの寿命は延ばせる～発見！長寿遺伝子～」という番組の中では、２００６年に米国ハーバード大学のシンクレア教授が発表した、強力な抗ガン作用と延命作用のある「レスベラトロール」について言及していました。

赤ワインやブドウの果皮などに含まれる「レスベラトロール」は、「サーチュイン遺伝子」の働きを活性化し、認知症予防効果がある、というのです。

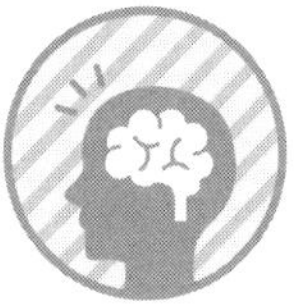

レスベラトロールを含む食品

認知症は基本的に、若い人はかからないのですから、「老化現象」による一病態です。

よって、認知症をはじめ、動脈硬化、高血圧、脳梗塞、心筋梗塞、糖尿病……等々の生活習慣病≒老年病の予防にとって最も大切な方策は〝antiaging《アンチエイジング》〟（抗老化）ということになります。
「アンチエイジング」において大切なのは、

①脂質の酸化を防ぐ（抗酸化）
②ＬＤＬ（悪玉コレステロール）の酸化を防ぐ（動脈硬化予防）
③脳神経細胞の損傷を防ぐ
④細胞の寿命を延ばす

の４つですが、これらに対して、「サーチュイン遺伝子」と、その働きを強化してくれる「レスベラトロール」は、甚大な力を発揮してくれるのです。

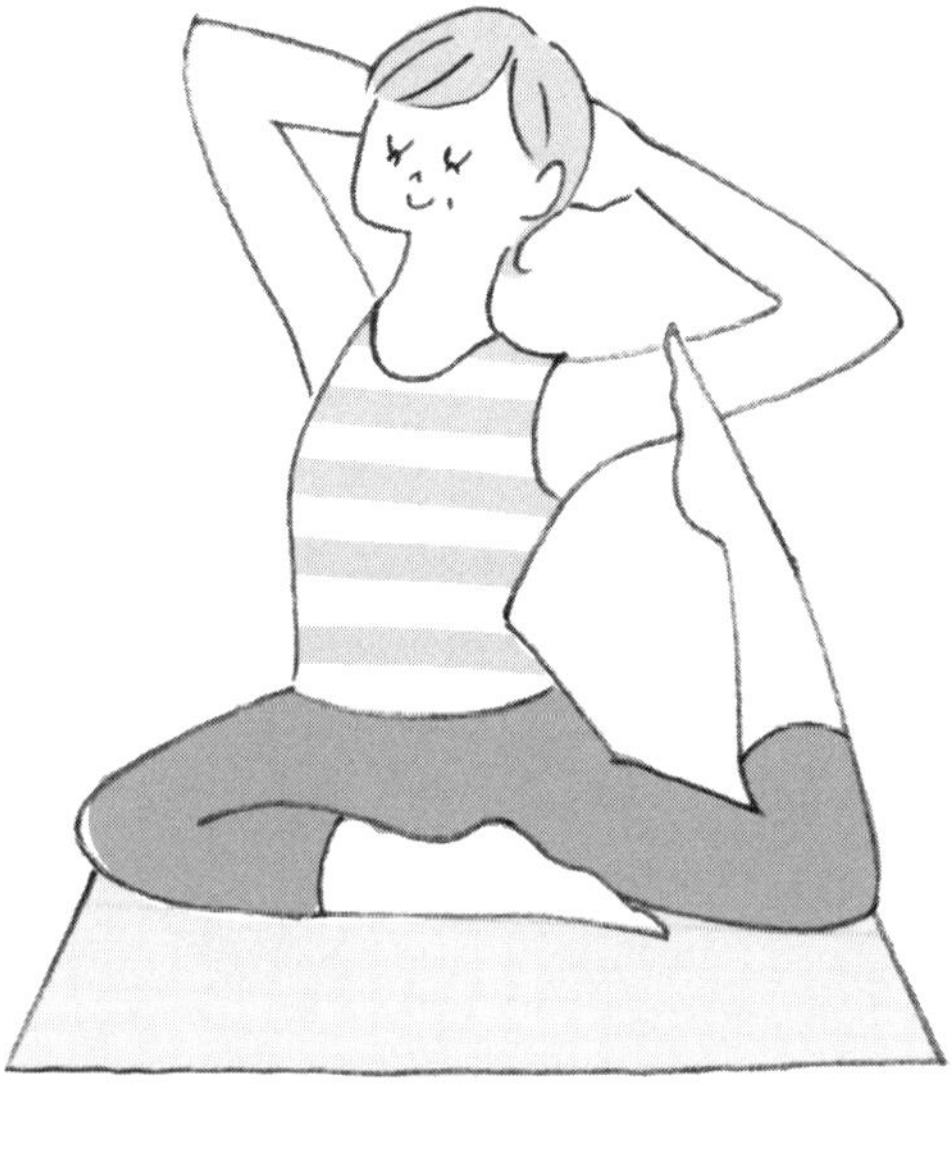

「健康のために1日3食」のウソ

日本をはじめ、先進国では、高脂血症、高血糖（糖尿病）、高体重、高尿酸血症（痛風）などの「高」のつく、食べすぎ病に苦しんでいる人が少なくありません。高脂血症、高血糖、高尿酸血症は動脈硬化を惹起し、その結果として、高血圧、血栓症（脳梗塞、心筋梗塞）を誘発します。

1年間に約38万人もの日本人の生命を奪うガンもまた、「食べすぎ病」の一面をもっています。

米国カリフォルニア大学バークレー校のマーク・ヘラースタイン博士は、「断食をすると、体内の細胞に抗ガン効果をもたらす」と、その研究結果を発表しています。「腹八分に病なし、腹十二分に医者足らず」という言葉がありますが、なんと6000年前のエジプトの墓碑銘に、以下のような文章（次ページはエジプト語を英訳したもの）が刻まれているとのことです。

Man lives on a quarter of what he eats,
the other 3 quarters lives on his doctor.
（人は食べる量の４分の１で生きている。残りの４分の３は医者が食べている）

人は食べすぎるから病気になり、そのおかげで医者が生活できる、ということを痛烈に皮肉った名文といってよいでしょう。

断食療法の世界史

ピタゴラスの定理で有名なギリシャの数学者ピタゴラス（ＢＣ５６０ごろ〜ＢＣ４８０ごろ）は、「断食をすると頭がよくなる」と考え、しばしば長期の断食をやったといいます。同じくギリシャの医聖ヒポクラテス（ＢＣ４６０ごろ〜ＢＣ３７５ごろ）は、「食べたい放題に食べると体の害になる。病人に食物を強いると、病気のほうまで養うことになる」と喝破《かっぱ》しています。

イスラム教ではラマダーン（イスラム教徒の義務の1つ「断食（サウム）」として1カ月間、日の出から日没にかけて飲食を絶つこと）があるし、ヒンズー教でも、年に数回の断食が義務づけられています。ユダヤ教にも断食の習慣があるし、キリストの〝荒野の断食〟も有名です。このように断食と宗教との結びつきは昔から知られていますが、エジプトやギリシャ、地中海の国々の寺院では古くから断食を病人の治療に用いていた、という記録もあります。

ヨーロッパでも、ドイツの医学者フリードリッヒ・ホフマン（1660〜1742）が、脳卒中、胃潰瘍、痛風、リウマチ、皮ふ病……等々に断食療法を用いて「最良の治療法は断食である」と結論づけています。

米国では、有名な作家アプトン・シンクレアが自分自身の病気を11日間と8日間の2回の断食で完治させ、1911年に『断食療法』『現代人の生活戦術』を著して、ベストセラーになり、全世界で出版されました。

1920年には、米国テキサス州、サンアントニオのハーバート・シェルトン博士が断食療法病院を設立して、約50年にわたって、数多くの患者を救い〝Fasting can save your life〟（断食はあなたの生命を救う）という書を著し、ベスト&ロングセラーになりました。

断食療法の日本史

日本でも寺院で、かなり古くから断食が行われていましたが、明治・大正時代の小説家、村井弦斎《むらいげんさい》が１９１５年に１週間断食を行うことで病気を治して『弦斎式断食療法』を著し、続いて法学博士の今井嘉幸《いまいよしゆき》氏が１９１９～１９２１年にかけて数回断食して、気管支喘息を治療せしめ、徐々に断食療法が有名になっていきました。

その後、１９３０年、大阪医大の外科部長であった大橋兵次郎《おおはしへいじろう》博士が、京都嵯峨の覚勝院断食道場で自分自身も被療者になり、断食中の白血球の変化などを研究し、断食が結核や梅毒、風邪などの感染症に有効であると発表し、大きな話題となりました。その後、１９７２年には、東北大学産婦人科の九嶋勝司《くしまかつじ》教授らが、心身症や婦人病に断食療法を用いて、効果を上げたことが発表されました。

白い目で見られようとも

断食療法は、周りの人々の奇異の目にさらされながらも、その効果は、このように散発的に発表されてきましたが、私が1985年、伊豆高原に、人参2本とリンゴ1個をジューサーにかけて作る人参リンゴジュース3杯を朝・昼・夕3回（1日計9杯）飲んで数日〜1週間過ごす健康増進施設ヒポクラティック・サナトリウム（ギリシャの医聖・ヒポクラテスの名前を拝借。sanatorium《サナトリウム》はフランス語・ラテン語でsanat《健康》rium《館》の意味）を設立したときも、医師をはじめ、多くの人たちから白眼視されたものです。

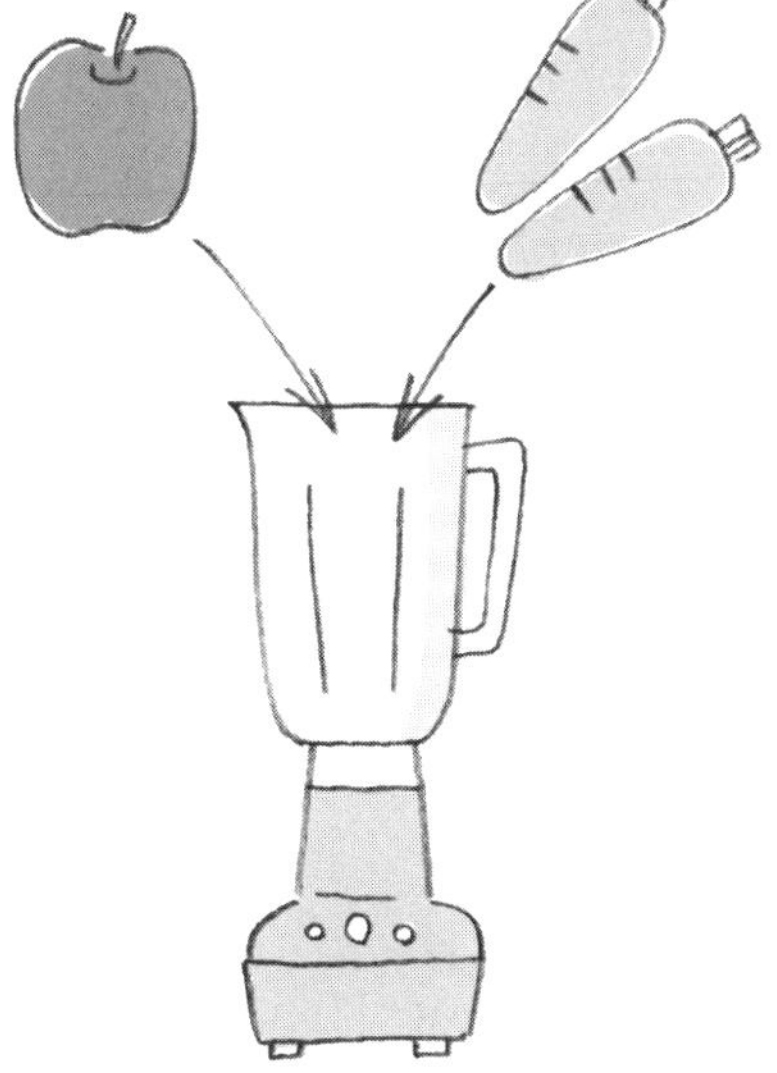

しかし、今は、「断食」は一種のブームとなっていますし、伊豆高原だけでも5〜6の断食施設が存在するのですから、全国的には相当の数になるでしょう。

それは、現代人が本能的に「食べすぎ」であることを悟ったこと、断食により爽快感・健康感が得られること、それに、なんといっても「米国のL・ギャラン教授の空腹・断食により、サーチュイン遺伝子が活性化すること」や「日本の大隅良典博士の断食によるオートファジー現象」の発見が大きく貢献していると思われます。

第3章

石原式16時間断食で認知症を防ぐ！

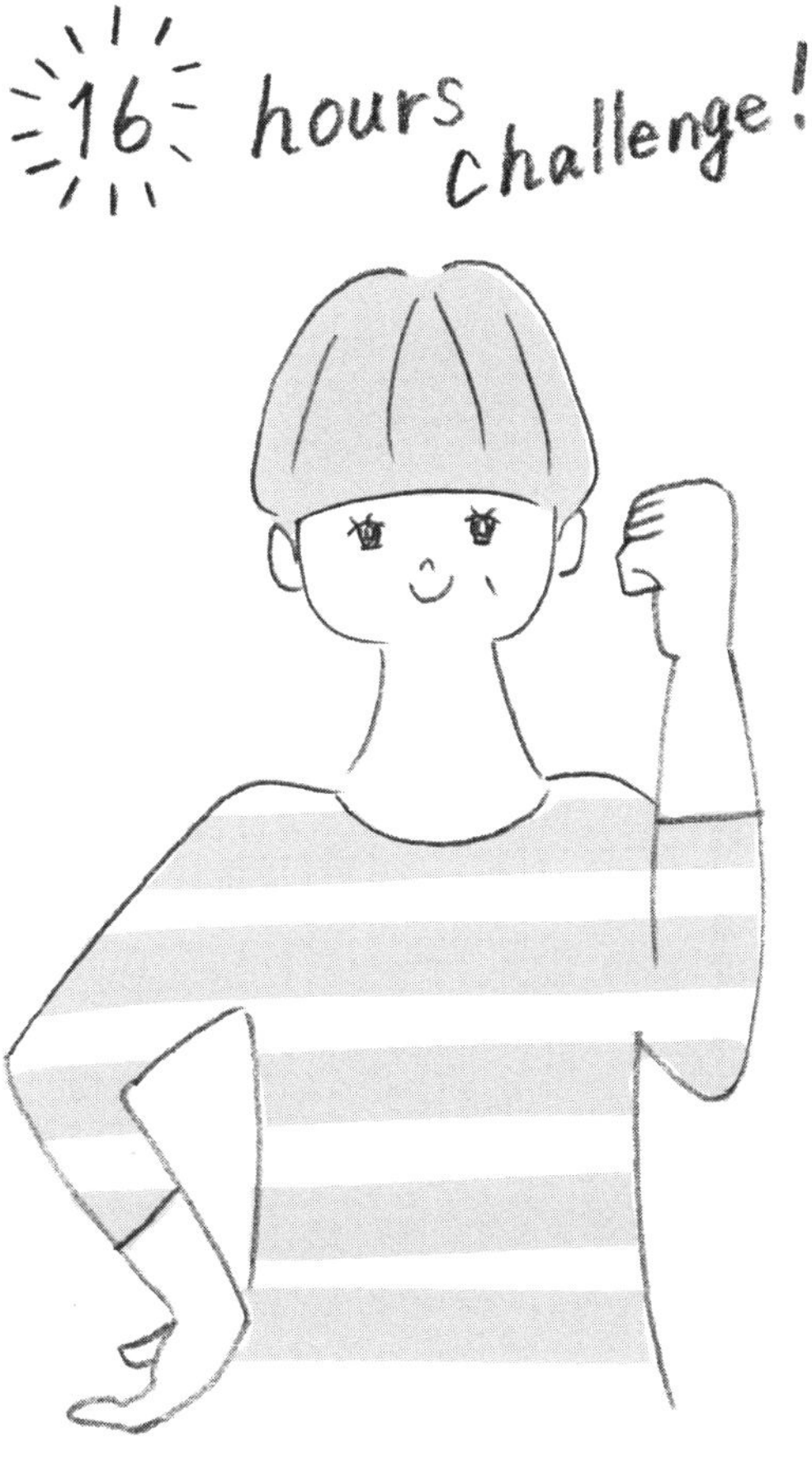

石原式16時間断食のやり方

これまで小生が患者さんや周りの人々に推奨して、絶大なる支持を得ている「1日の食事のしかた」（16時間断食のやり方）について、以下に具体的に述べてみます。

朝食

①生姜紅茶：黒糖またはハチミツを入れた紅茶1～2杯
（すりおろした生姜を加えるとさらによい）

または、

②人参リンゴジュース：人参2本、リンゴ1個をジューサーにかけて作った生ジュースをグラス2杯

または、

③生姜紅茶1～2杯と人参リンゴジュースを1～2杯

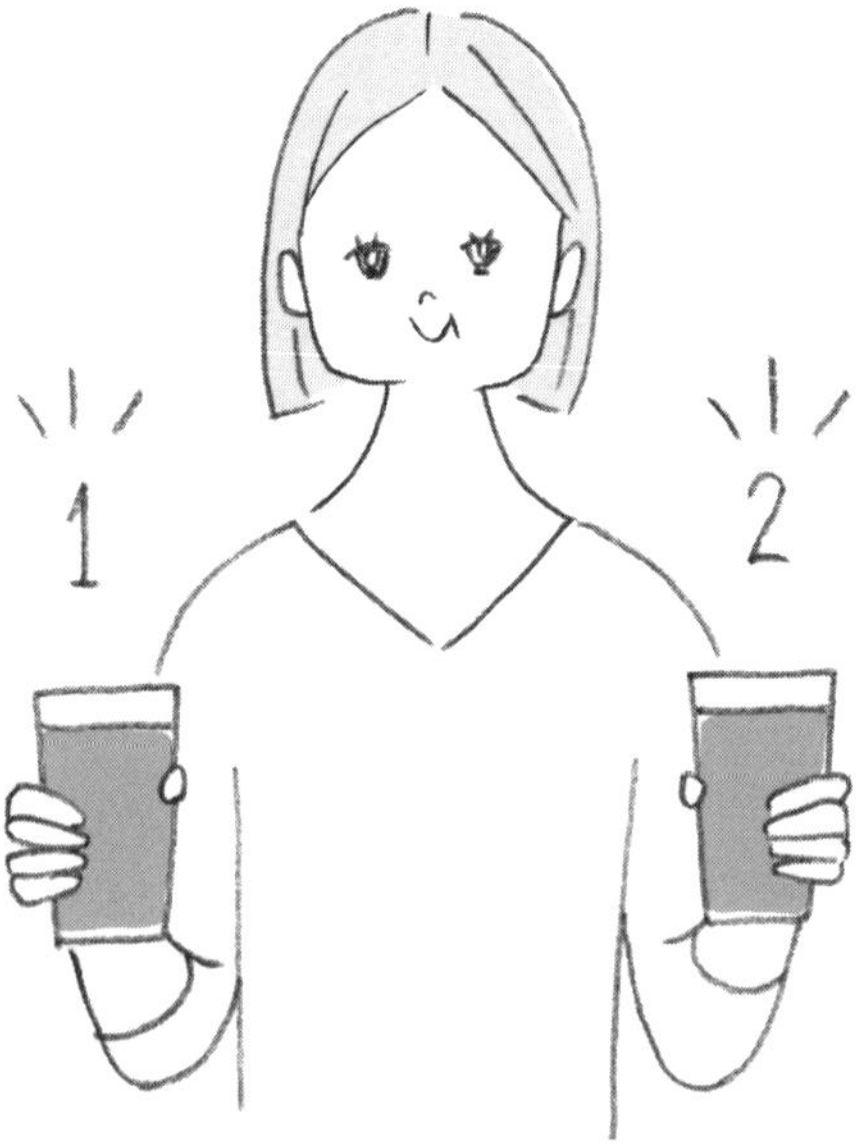

昼食

とろろそばに七味唐辛子とネギを存分にふりかけたもの
（そばに飽きたら、うどん、魚介のパスタ、ピザ……などでも可）

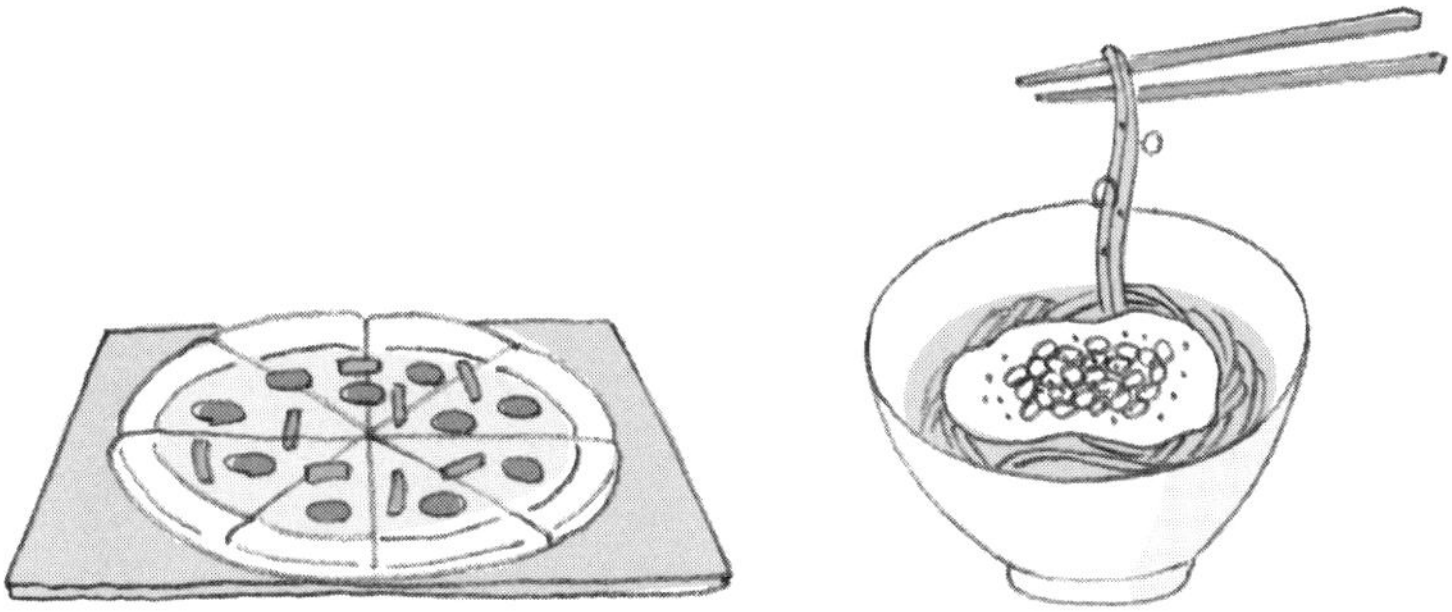

夕食

アルコールを含めて、何を食べても可
ただし、和食や地中海食がベター

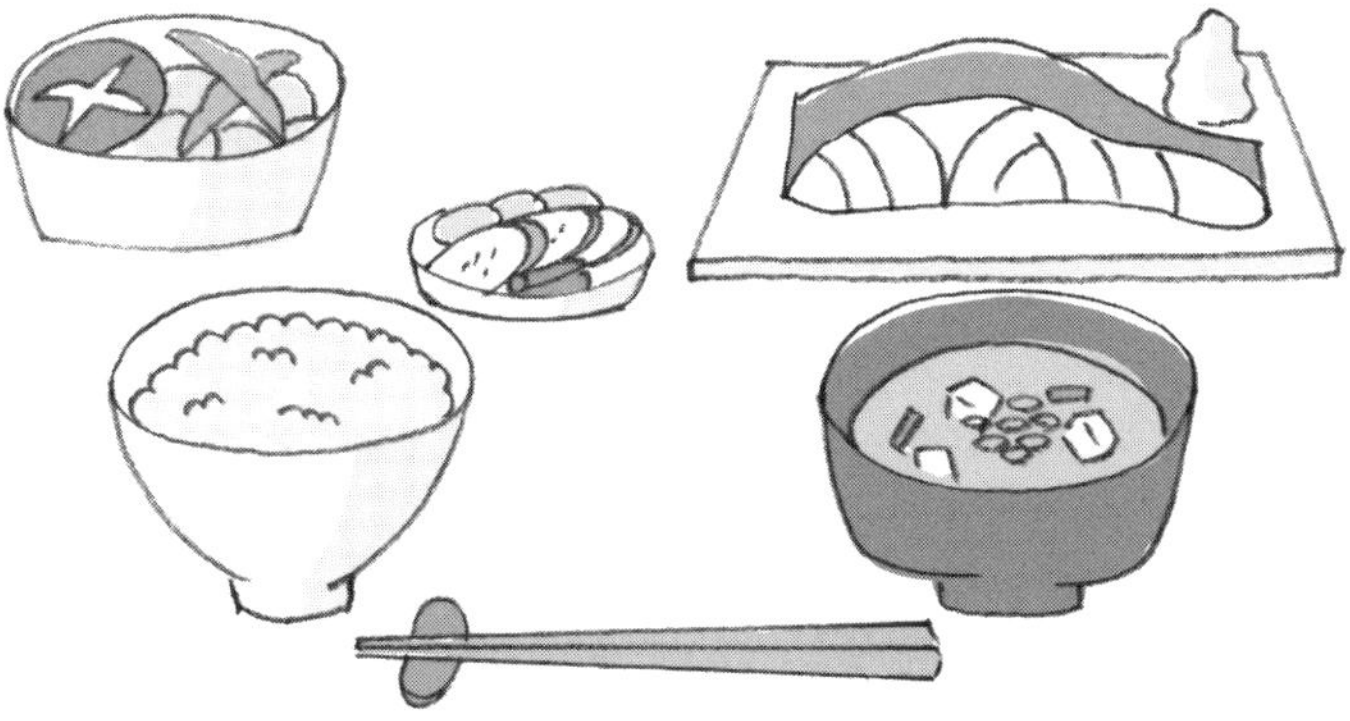

朝は体内の老廃物を排泄する時間帯

以上が「石原式16時間断食」のメニューです。

「空腹の時間を作る」「1日の食事の量を腹八分にする」という意味で、朝食は生姜紅茶や人参リンゴジュースにします。

起床時に「吐く息が臭い」「目ヤニや鼻汁が多い」「尿の色が濃い」などといったことが見られるのは、朝は体内や血液内の老廃物を排泄する時間帯だからなのです。

夜、就寝時までには食べ物も消化され、それ以降は「空腹」状態になり、排泄が旺盛になっているのです。朝は漢方医学でいう「万病一元、血液の汚れから生ず」の〝血液の汚れ〟を排泄する時間帯なのです。

ところが、朝、ご飯やパンなどの固形物を食べて、消化のために胃腸が動き出すと、逆に排泄現象は抑制され、血液の浄化が十分になされなくなります。

そこで石原式の16時間断食では、朝は紅茶か人参リンゴジュースのみにします。

紅茶に含まれる赤い色素・テアフラビンが体を温めてくれますし、カフェインは強心作用があるので、脳をはじめ、全身の血行をよくします。そこに、記憶力を高めるＦＧＦ（線維芽細胞増殖因子）の活動を促進する黒糖やハチミツ、また脳の血流をよくする生姜（ご自分が「美味しい！」と思う量で結構）を加えると、絶好の認知症予防飲料となるのです。

人参とリンゴを組み合わせる理由

人参リンゴジュースは、私が１９７９年に勉強に赴いたスイスの自然療法病院ビルヒャー・ベンナー病院で習ってきたものです。

同ベンナー病院は１８９７年に設立され、ヨーロッパはもちろん、全世界から集まってくる難病・奇病の患者を、食事療法だけで治療する病院でした。そこのメインの「治療食」が、人参・リンゴで作るジュースだったのです。

当時の院長Ｌ・ブラシュ博士に、「人参リンゴジュースはなぜそんなに種々の病気

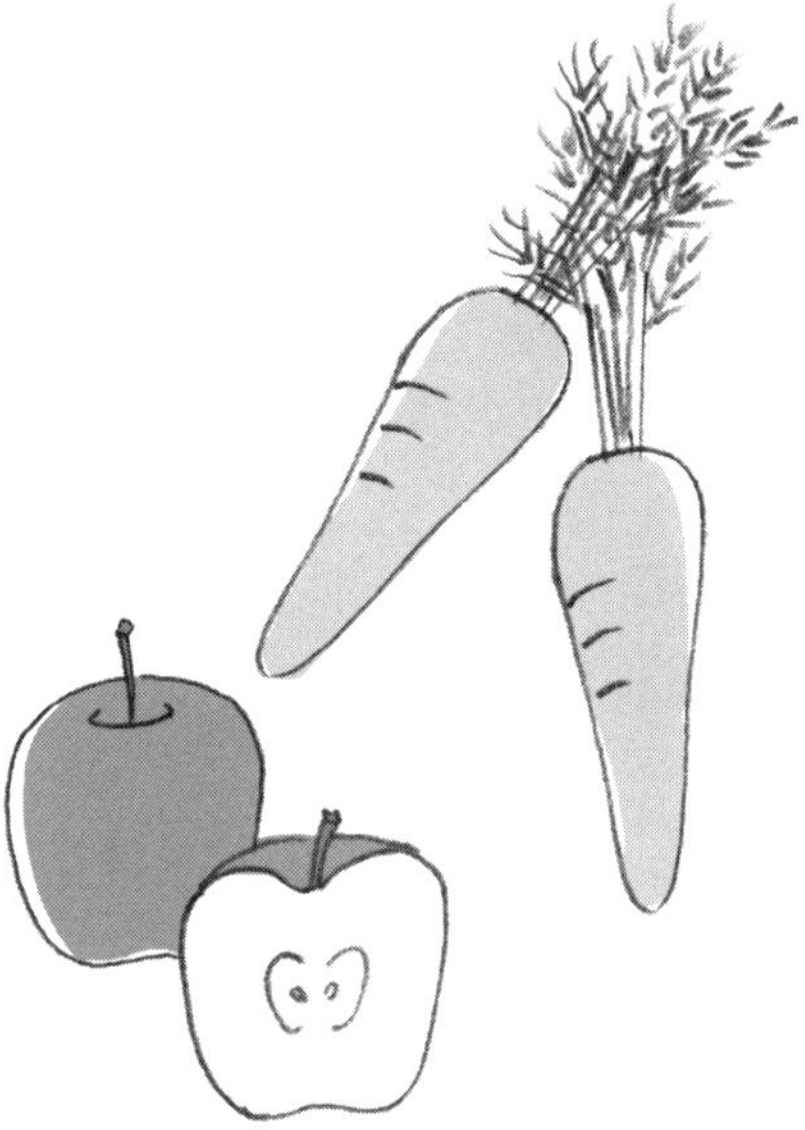

に効果的なのですか」と尋ねたところ、「人参には、人間の体に必要なビタミン（約30種）、ミネラル（約100種）がほとんど含まれているから……」という答えが返ってきました。

つまり、アルツハイマー病の予防・改善に奏功するE、C、カロチンなどのビタミン、カルシウム、亜鉛、鉄などのミネラルが存分に含まれているのです。

「1日1個のリンゴは医者を遠ざける」（英国のことわざ）といわれるリンゴもまた、ビタミン類、ミネラル類をバランスよく含んでおり、リンゴポリフェノールなどの抗酸化物も含有しています。

生姜は漢方薬の基本

「生姜（ginger）は、百邪を防御する」と漢方の原典にも書いてあります。
英語の〝ginger〟を辞書で引くと、

（名詞）生姜、意気、軒高、元気、気骨、ぴりっとしたところ
（動詞）生姜で味付けする、元気づける、活気づける、鼓舞する

と出ています。イギリス人も生姜の効能を知っていたのでしょう。

「生姜」の薬理的効果の主役は、「ジンゲロン」「ジンゲロール」「ショーガオール」などの辛味の成分によって演じられています。その効能は、

①血管を拡張して血流をよくして体を温める

②脳の血流をよくして「うつ」状態をとる、脳の働きをよくする
③血圧を下げる
④消化液の分泌をよくする
⑤痛みを軽くする
⑥発熱を冷ます
⑦細菌やウイルスを殺す
⑧白血球の働きをよくして免疫力を上げる
⑨ガン細胞のApotosis《アポトーシス》（自殺）を促進する

など多岐にわたっています。

我々、医師が処方する漢方薬約200種の約60％に生姜が生薬として使われている所以でしょう。

色が濃くて体を温める作用の強力なカップ1杯の紅茶に、この生姜と、人間に必要なビタミン約30種、ミネラル約100種のほとんどを含む黒砂糖を、「ご自分が美味

い！」と思われる量だけ入れて作るのが「生姜紅茶」です。

この「生姜紅茶」を日本に広めたのは、実は私なのです。約10年前、俳優の小雪さんに推せん文をいただき、主婦と生活社より出版した『生姜力』が30万部のベストセラーになり、生姜（紅茶）ブームが到来したのです。

そばポリフェノールが「海馬」に効く

昼食には「とろろそば」がおすすめです。

「そばポリフェノール」は「海馬の血行をよくしてボケを防ぐ、記憶力を増す」ことがあきらかにされています。とろろ（ヤマイモ）には、記憶力を増進させたり、アルツハイマー病の原因物質とされるアミロイドβタンパクを減少させたりする可能性があるとされる「ジオスゲニン」が含まれています。それに、何よりヤマイモは老化を防ぐ漢方薬、八《はち》味《み》地《じ》黄丸《おうがん》の主成分でもあります。

そばが嫌いな人やそばに飽きた人は、魚介の入ったパスタやピザ（地中海食）、それに具だくさんのうどんにするとよいでしょう。

夕食には食べたいものを自由に

夕食は、アルコールも含めて、ご自分が「美味しい」と思われるものなら何を食べてもよい、というのが「石原式16時間断食」です。

ただし、食べる量だけは「腹八分」を守ってください。よく噛みながら、時間をかけてゆっくりと食べて、「もう少し食べたいな」と思う程度の量に抑えます。そのときはもの足りないかもしれませんが、しばらくすると血糖値が上がり、満腹感を感じることができます。

お酒も適量を守りましょう。1日の飲酒量は「日本酒なら2合、ビール中瓶2本、ウイスキーならダブルで3杯、ワインならグラスで2~3杯、焼酎ならお湯割り3~4杯」が目安です。ビールは体を冷やすので冷え性の人にはおすすめしていませんが、どうしても飲みたい人は黒ビールにして、ジョッキ1~2杯程度に抑えましょう。

長寿遺伝子は空腹時に活性化する

こうした「2食半」の食事を始めると、はじめの数日は空腹感を覚える人が少なくありません。

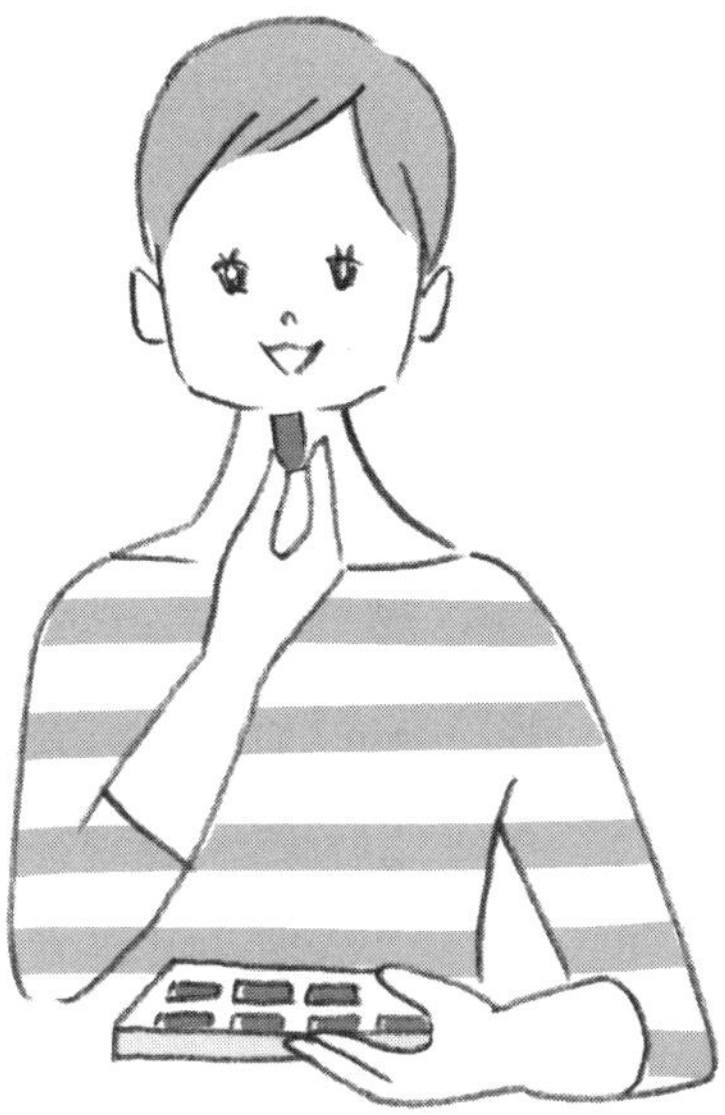

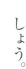

この空腹のときには、サーチュイン遺伝子が活発化することで、病気を防ぎ、長寿をもたらす（米国マサチューセッツ工科大学のL・ギャラン教授）、胃からグレリンが分泌され、海馬の血行がよくなる、白血球の働きが強くなって免疫力が増すなど、よいことだらけなのです。

しかし、空腹に耐えられないときはチョコレート、黒糖、ハチミツなどを口にする、黒糖またはハチミツ入りの（生姜）紅茶を飲むなどすると、2～3分後には空腹感がなくなります。

なぜなら「空腹」とは、お腹（胃腸）が空になったときの感覚ではなく、血糖が低下したときに、脳の空腹中枢が発する信号だからです。だから、甘いものを食べて血糖が上がると、脳の満腹中枢がすぐに満腹のサインを出してくれるのです。

この「石原式16時間断食」を実践された人からは、「半年で10kgの減量に成功した」「血糖値が下がった」「血圧が下がった」「生理痛や生理不順が改善した」「便秘薬の効きがよくなった」「〝若々しくなった〟と人からいわれる」「頭がスッキリして記憶力がよくなった」など、たくさんのうれしい報告をいただいています。

やってみて調子がよいと感じられるなら、ずっと続けられるとよいでしょう。認知症の予防・改善に役立ちます。

万が一、体調を崩したり、「自分には合わない」と感じたりした場合は無理をせず、すぐにやめましょう（まず、そういうことはないと思われますが）。

運動をすると脳神経細胞が増加する

「脳細胞は、20歳ごろより毎日10万個くらいずつ変性・消失していき、再生することはできない」というのが、長い間の医学的見解でした。

しかし、1998年、米国カリフォルニアのソーク生物学研究所のエリクソン博士が「脳に存在する神経幹細胞が分裂し、脳細胞は増殖する」という画期的発見をしました。その後、「筋肉運動をすると、〝神経細胞成長因子〟が分泌され、脳神経細胞が増加し、脳の働きがよくなり、記憶力が増し、認知症の改善に結びついていく」ことが確かめられています。

認知症にしばしば付随する「うつ症状」も、筋肉運動により、

①筋肉細胞からテストステロン（男性ホルモン、女性にも存在する）の産生分泌が増加して、自信が湧く

②快楽ホルモンといわれる「βエンドルフィン」や「セロトニン」（不足すると、うつの要因になる）の脳細胞内での産生分泌が増加して気分がよくなる

ことにより、改善されると米国のジョージ・メイソン大学のJ・マダックス博士（心理学）が述べています。

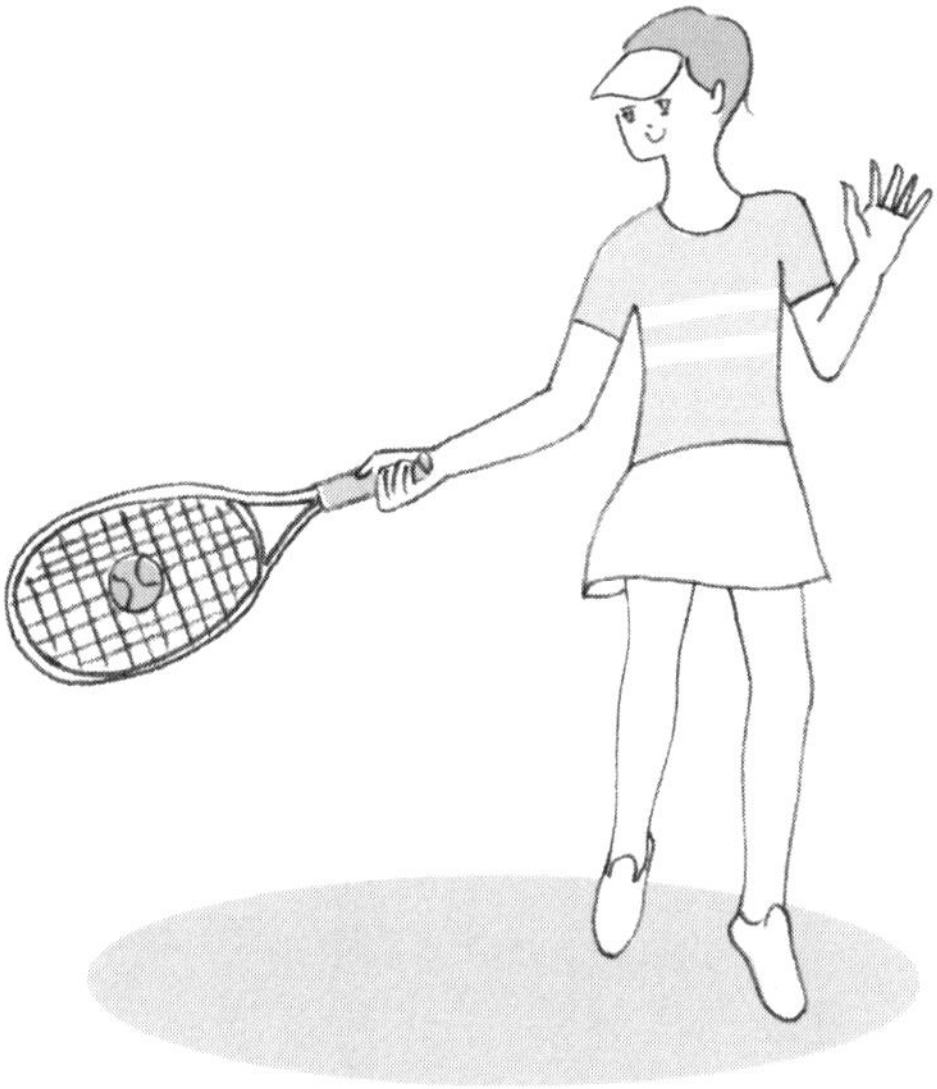

また、具体的にどのような運動をすると、脳にどのような好影響があるのかについては、次のような研究があります。

(1)週3回以上、ウォーキング、ストレッチ、エアロビクス、水泳などを行う人は、そうでない人に比べて、認知症全体とアルツハイマー病のリスクが約38％減少

（米国ワシントン大学のＥ・ラーソン博士らが65歳以上の高齢者を８年２カ月間調査）

(2)ウォーキング、ジョギング、テニス、水泳などの有酸素運動をしている人に比べて、運動していない人の脳は、ＭＲＩ（磁気共鳴画像）を比較すると、脳の萎縮（老化）の程度が激しい
（米国イリノイ大学、Ａ・クレーマー教授）

(3)運動は、肉体を解放して、精神的不満を解消し、また、脳の血流を増加して、アルツハイマー病のリスクを軽減する
（米国ニューヨーク大学病院センターのＭ・シーゲル博士）

(4)ダンベルなどで重量負荷をかける運動は、脳の記憶中枢の「海馬」の働きをよくして、記憶の維持や回復に効果的である

（米国ニューヨーク大学のＡ・コンビット博士）

いかがでしょうか。空腹の状態をつくることも大切ですが、それに加えて、これらの筋肉運動をすることで、脳の血流がよくなり、マイオカイン（95ページ）の分泌が促されて、認知症の予防・改善にきわめて効果的であることがわかります。

認知症の症状の1つとして「徘徊」があります。これは、本人の意思ではなく、「歩きまわれば（筋肉が動き）、海馬の血行とその働きをよくして、認知症の改善につながる」という本能のなせる業だと私は思っています。

運動の健康効果

体重の約40％が筋肉で、その70％が臍より下に存在しますので、ウォーキングやスクワットなど下半身の筋肉運動を主にやると、効率的です。

筋肉運動は、認知症予防にとどまらず、以下の種々の効能があることがあきらかにされています。

①産熱（熱を作ること）を促し免疫力を高める
運動で発汗が始まるときは、体温が約1℃上昇し、免疫力が一時的に4～5倍になる。

②血流をよくし、心臓の働きを助け、血圧を下げる
筋肉が動く（筋肉線維が収縮、弛緩する）と、筋肉内を走っている毛細血管も収縮、拡張する（milking《ミルキング・》 action《アクション》＝乳しぼり効果）ことで、心臓の働きを助け、心臓病の予防・改善に役立つ。また、血圧も下がる。

③骨への血流がよくなり、骨粗しょう症を防ぐ

④GLUT4（グルコース・トランスポーター4）の活性が増し、血糖値が下がる

筋肉を動かすと、血糖を筋肉細胞内に取り入れる作用をする「GLUT4」の活性が増し、血糖が下がる。

⑤食物の消化管通過時間が短縮し、大腸ガン予防になる

発ガン物質の大腸粘膜に接する時間が短くなることでガン化を防ぐ。

⑥「痛み」を改善する

筋肉を動かすと、関節の動きもよくなり、血流をよくし、体（患部）を温めて、痛みを改善する。「痛み」の主因は「冷え」と漢方では考えられている。

⑦心臓病や脳卒中（血栓、出血）の予防、改善

筋肉運動により、脳動脈や心筋に血液を送る冠動脈にバイパス（側副血管）が作られ、心臓病や脳卒中の予防になる。

⑧ガン抑制効果

米国ハーバード大学のM・ホームズ博士らは「約3000人の乳ガン患者を調査したところ、手術後1日に30分くらい歩くだけで、死亡率が50％下がる」と発表している。

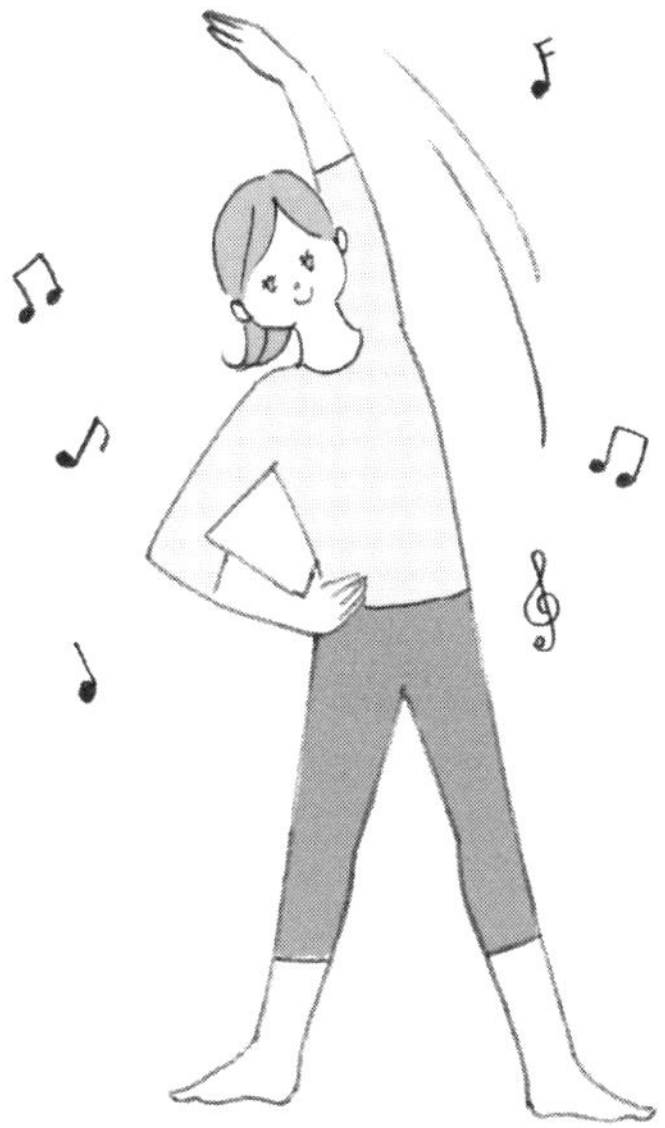

こうした筋肉運動の効能には、デンマークのコペンハーゲン大学教授のペデルセン博士が発見した筋肉から分泌される「マイオカイン」というホルモンも、大いに貢献していると考えられます。「マイオカイン」は、今では50種くらい発見されており、主なものを挙げると、

・SPARC……大腸ガンを抑制

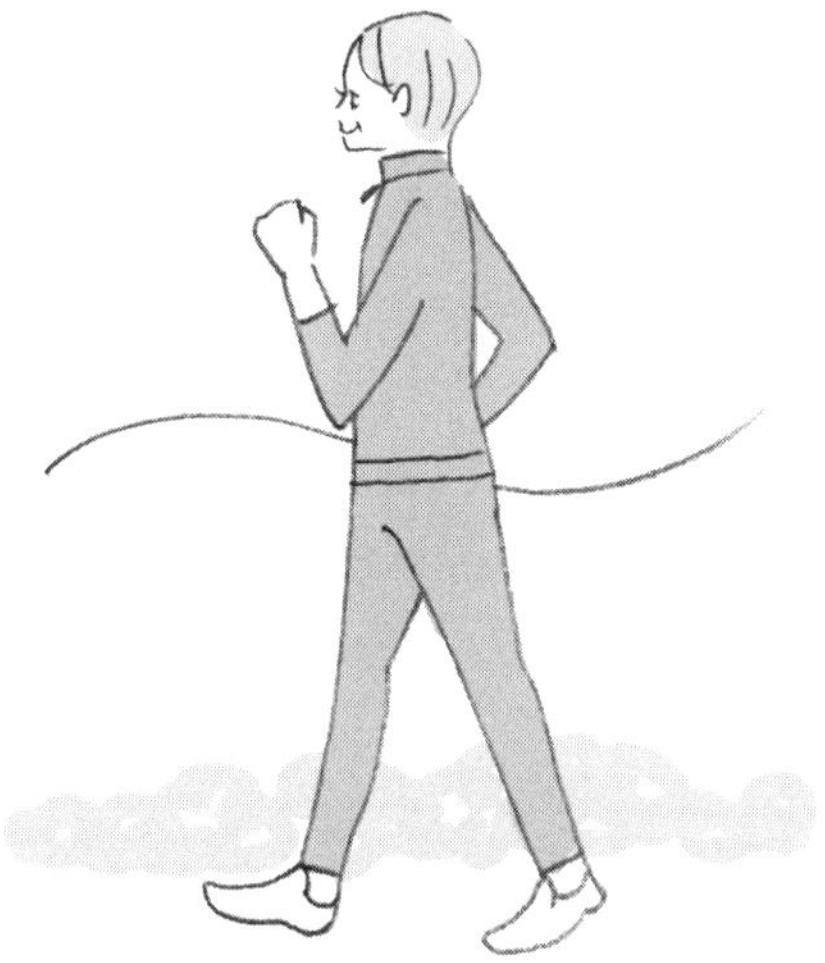

・ＩＬ－６……肥満や糖尿病に効く
・ＦＧＦ－21……脂肪肝を防ぐ
・アディポネクチン……糖尿病、動脈硬化、ストレスなどを防ぐ
・ＩＧＦ－１……アルツハイマー病を防ぐ

などがあります。

ウォーキングのすすめ

下半身の筋肉が衰えてくると、歩行速度は遅くなります。歩くスピードは１分間に80ｍ（秒速１・３ｍ）が平均ですが、それより遅いと、転倒の確率が４倍になり、逆にそのスピードが１秒につき、１ｍ速くなると、その確率は５分の１に減る、という

研究があります。

米国ピッツバーグ医科大学のステファニー・ストゥデンスキー博士が「約５００人の高齢者の日常での歩行速度を測定した後、９年後に同じ人々の健康状態を調査した」ところ、

・歩き方が遅かった人々……77％がすでに死亡
・中程度の歩行速度だった人々……50％がすでに死亡
・歩き方が速かった人々……27％がすでに死亡

という結果が得られました。よって、「歩行とその速度（下半身の筋力）は生命・健康に直結している」ことがわかります。

「歩行力」を上げるための基本中の基本がウォーキングということになります。

ウォーキングは、下半身の筋肉（筋肉は90歳になっても発達することがわかっています）を鍛えるだけでなく、

①ストレスの解消

歩くと、脳から「セロトニン」や「βエンドルフィン」などの快感ホルモンが分泌され、自律神経失調やノイローゼ、うつ病の予防、改善に役立つ。

②肺の機能強化

歩くことで、呼吸が深くなり、また呼気から有害物質の排出も多くなるので、風邪、気管支炎、肺ガンなどの予防になる。

③足の裏の「ツボ」を刺激して、内臓機能を強化

足の裏には、胃腸、肺、心臓、腎臓、生殖器、脳、目、耳などの「ツボ」が存在し、歩くことでそれらが刺激され、それぞれの働きが活発になる。

などのメリットがあることもわかっています。

年齢ごとに最適な「歩くペース」がある

先にも述べたように、人の平均の歩行速度は「1分間に80ｍ」ですが、年齢によって、少し違ってきます。

歩幅は、「身長－100㎝」なので、身長160㎝の人で約60㎝となり、1万歩を歩けば60㎝×1万歩＝6㎞ということになります。年齢ごとに適切な歩数は異なりますので、目標にしたい歩数を下表に掲げます。

筋肉運動というと、ハードなものを想像したり、準備をしたり外に出たりしないといけないと思う人もいらっしゃると思いますが、家の中でも十分にできます。認知症を予防するために有効な「お手軽運動」をいくつかご紹介します。

年齢	分速（1分間に歩く距離）	1日の目標歩数
70代	60m	6,000歩
60代	70m	7,000歩
50代	75m	8,000歩
40代	80m	9,000歩
30代	85m	10,000歩

スクワット

スクワット（squat）は、英語で「しゃがみ込む」という意味です。腹筋、腰の筋肉、臀筋、太もも～下腿の筋肉など下半身のすべての筋肉を鍛えることができます。5～10回を1セットとして、数秒～数十秒の休みを入れ、3～5セットくらいから始めましょう。筋力がついてきてもの足りなくなったら、1セットの回数を10～20回、セット数を5～10セットに増やしていきます。

①足を肩幅くらいに開く
　両手は、後頭部にまわして組む
②胸は前に突き出すように張り、お尻は後ろに突き出す
③息を吸いながら、膝を曲げてゆっくりしゃがみ込み（筋肉の硬い人、膝や腰の痛い人は、はじめは浅くても可）、息を吐きながら立ち上がる

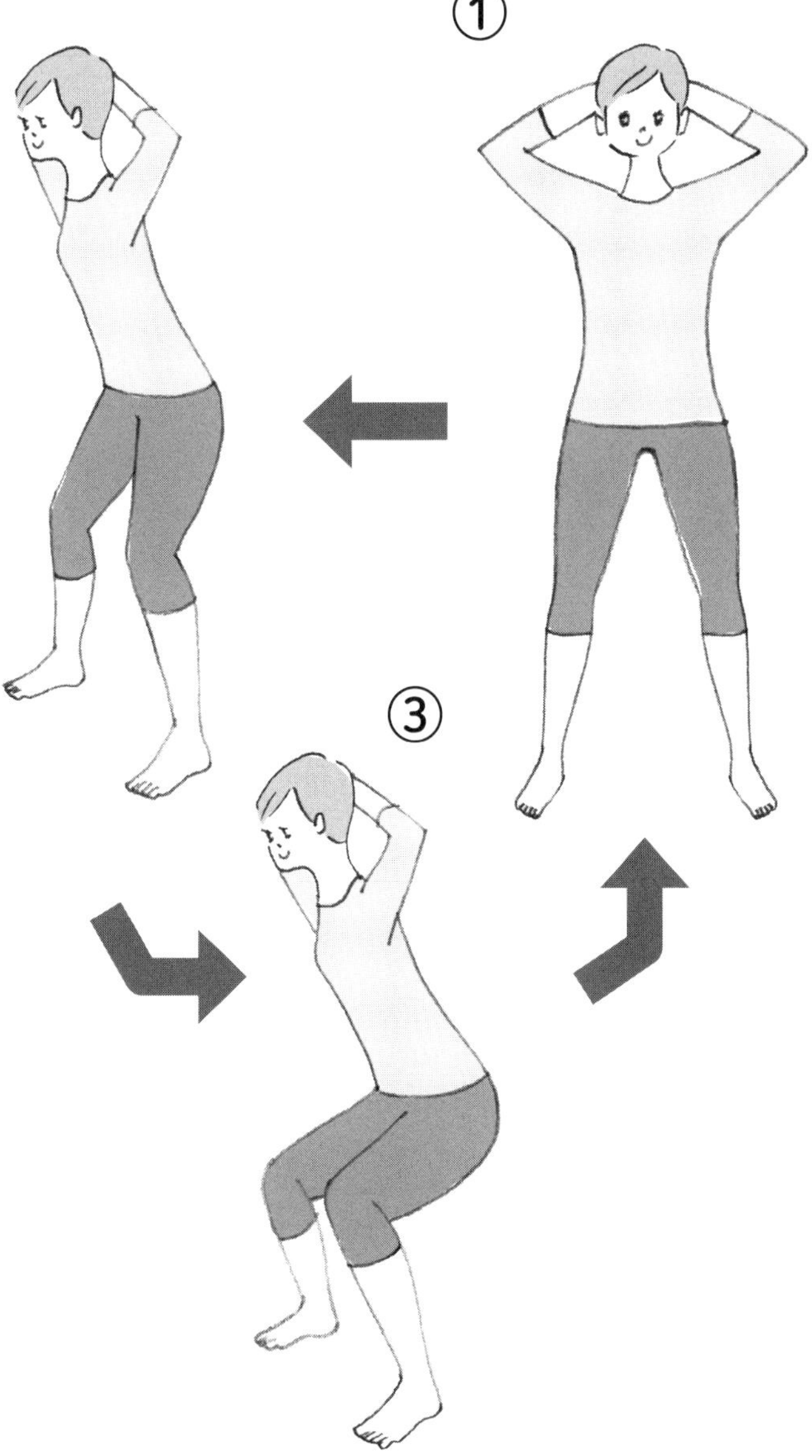
①
②
③

バンザイ運動

バンザイ運動は胸筋、背筋、肩の筋肉、腹筋、下肢の筋肉など、全身の筋肉運動になります。

日ごろ圧迫されている肺も解放され、とても気もちがよい運動です。7～8回目から汗が出てくるので、体温も1℃ぐらい上がるのでしょう。

1回につき10回を、1日10回以上くり返すと、相当な全身運動になります。

慣れてきたら、後方で両手を組むと可動範囲が広がって、腹筋運動の強化につながります。

①足を肩幅くらいに開いて直立する

②その姿勢から、両腕（肘は曲げる）を後方に投げ出すように振り上げ、同時にかかとも上げる。（最初は10回を目途にくり返す）

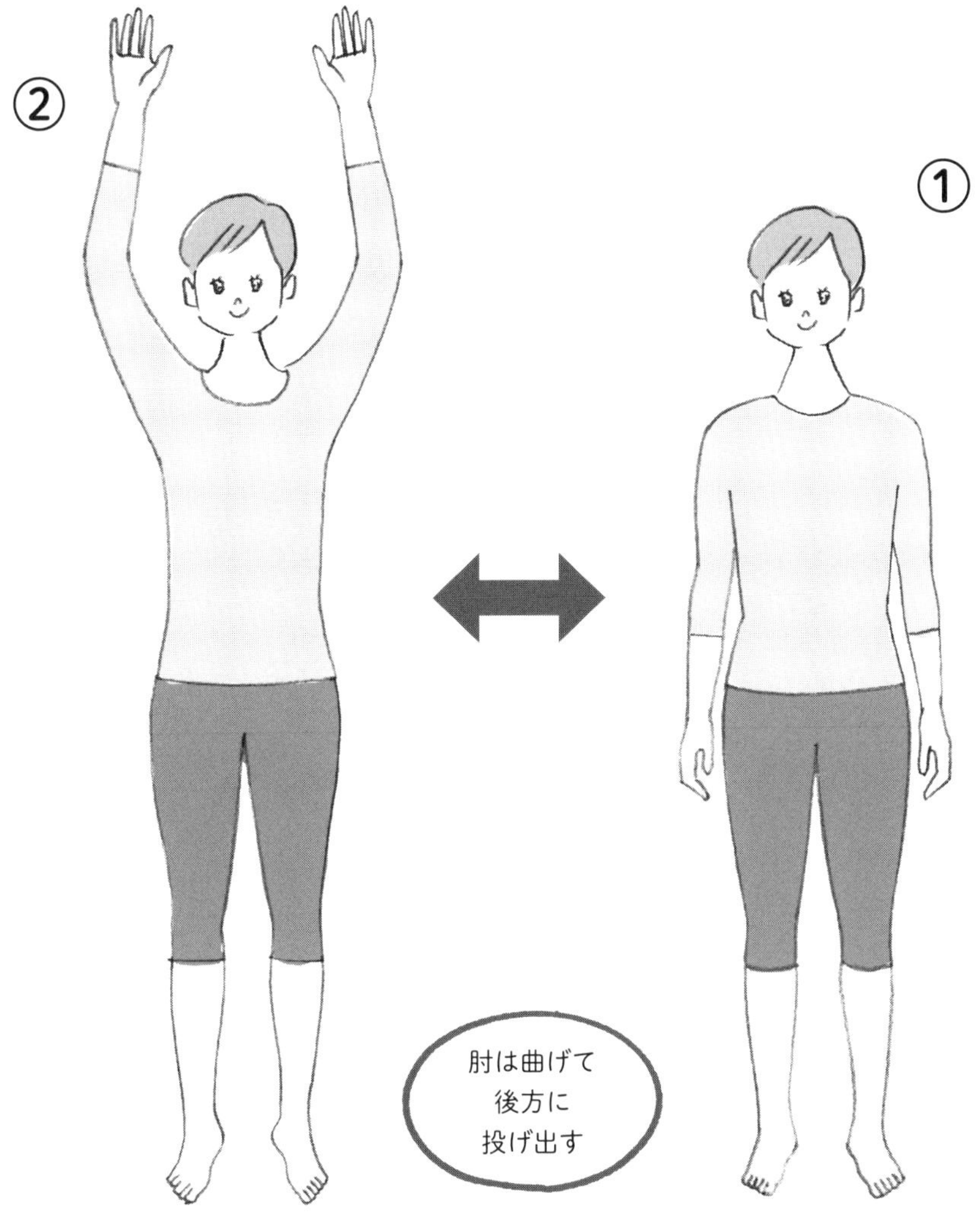
②
①
肘は曲げて
後方に
投げ出す

おわりに――認知症を防ぐ生き方とは？

本書で述べてきたことの中で、特に覚えておいていただきたい大切なポイントについて、少し補足事項も加えながら、改めてまとめてみましょう。

(1) 空腹の時間を作る

「サーチュイン遺伝子」や「グレリンの分泌」を活性化するために、78ページで示したように、

朝　人参リンゴジュース2～3杯か、生姜紅茶1～2杯（または両方を1～2杯ずつ）

昼　とろろそば、または、うどん、パスタ、ピザを軽く

夕　アルコールを含めて、何でも可

という「石原式16時間断食」を習慣化してください。ただし、やってみて「調子がよい！」と思えることが大前提です。

⑵継続的に運動をする

運動により、脳の記憶をつかさどる「海馬」の細胞が増えます。ウォーキング、サイクリング、ストレッチなどの軽い運動でも、脳の血流をよくして、アルツハイマー病などの認知症のリスクが3分の1になります。

⑶手・指先を動かす

手は「第2の脳」ともいわれ、手・指を動かすと、脳の血流はさらによくなります。たとえば、

①料理をする
②絵や書をかく

③ピアノを弾く
④グーパー運動をする

などでも十分に効果があります。

画家、彫刻家、書家、指揮者など、手を使う職業の人は、何歳になっても頭脳明晰で、長寿の人が多いといわれます。

⑷よく噛む

「そしゃく中は、大脳の血流量が10～20％増加する」
「抜けた歯や虫歯の数が少ない人ほど大脳の働きがよい」
「ガムを噛みながら授業を受けると、記憶力、集中力が増す（ドイツの心理学者レールル教授）」
「そしゃくは、寝たきりや認知症の予防になる」

これらはすべて、専門家の共通した意見です。
ですから、虫歯や抜けた歯などの治療を十分に行うことも認知症予防にはとても大切です。

(5) よく笑う、人を笑わせる

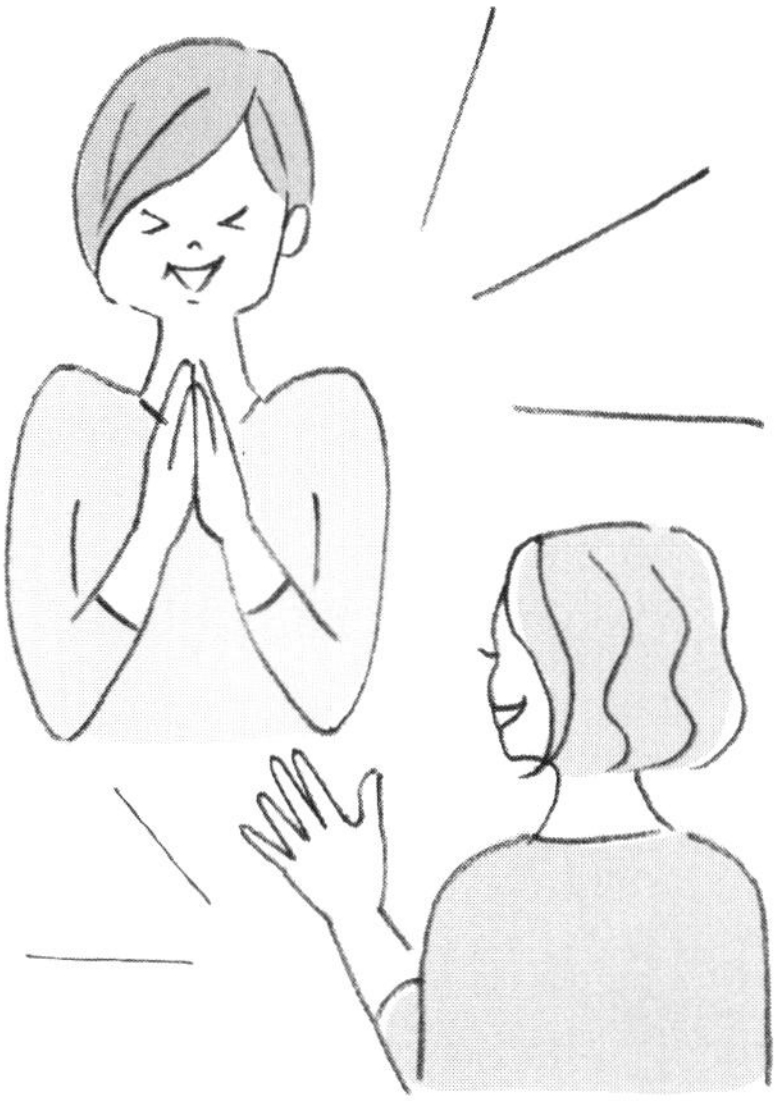

笑うときは、腹筋、大胸筋、僧帽筋など上半身の筋肉を大いに使うので、体が温まり、脳をはじめ全身の血行がよくなります。

米国メリーランド大学医学部のミラー博士は、「大笑いすると、血管の内皮細胞が拡張して血流がよくなり、また血栓を溶かす〝ウロキナーゼ〟の産生分泌がよくなり、さらに血流がよくなる」と述べています。また脳からは快感ホルモンの「βエンドルフィン」の分泌も多くなり、脳の血行が増して、気分もよくなります。

それに、他人を笑わせようとすると、「海馬」領域の血行がよくなり、認知症を防ぐ効果があるのです。

(6)「読み」「書き」「計算」をする

日常的に「読み」「書き」「計算」を積極的に行いましょう。脳の前頭前野が活性化して、認知症を防ぐ効果があります。

具体的には、次のようなものを習慣にするのがいいでしょう。

①新聞を読む、読書をする
②日記をつける
③簡単な計算（消費税など）は、計算機を使わず暗算でする

(7) 音楽を聴く、カラオケを歌う

音楽は脳神経、特に「海馬」を刺激して、認知症を防ぎます。

また、カラオケで自分の好きな曲を歌うと、脳から快感ホルモン（βエンドルフィン）や幸せホルモン（オキシトシン）が分泌され、ストレス解消、認知症防止に効果的です。

(8) 外国語を勉強する

新しい言語の習得は、脳の「前頭前野」を強力に刺激して、認知症防止につながります。

(9) 趣味をもち続ける

年齢を重ねていくと、脳への刺激がなくなり、認知症を発症する人が少なくありません。何歳になっても、新しい趣味を見つけたり、新しいことを始めたりすることが大切です。

⑽よく遊ぶ

米国の医学誌『老年学』に、「チェスやトランプなどのゲームをしたり、ダンスに興じたり、博物館をたびたび訪れたりするなど、〝よく遊ぶ〟と、アルツハイマー病の予防や悪化防止に役立つ」と発表されたことがあります。

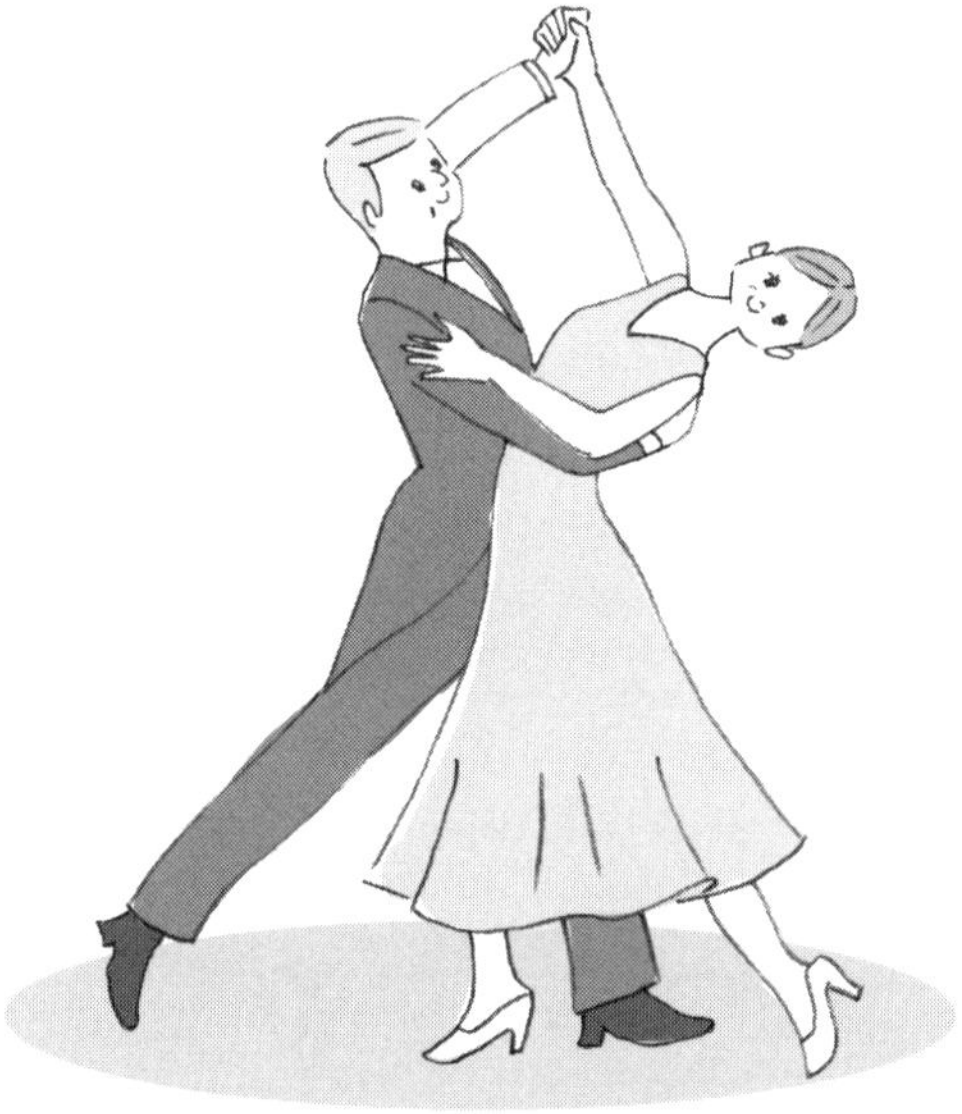

「自らすすんで友人・知人と会話を交わしたり、同じ趣味を一緒に行ったりすると、アルツハイマー病のリスクが、孤独な人に比べて10分の1近くに減る」との研究もあります。

こうした他人との関わりも、「自ら進んで、楽しく行うことが大切で、周囲から強制されて行っても、効果がない」といいます。

「町内会の役員を引き受けて活動する」「ボランティア活動をする」など、社会活動への参画は「喜び」「満足」の感覚を呼び起こして脳を活性化し、認知症の予防・改善につながります。

⑾ 7時間～7時間半の睡眠をとる

「睡眠時間が7時間より少ない、または7時間半より多いと認知症になりやすい」とされています。

また、「30分未満の昼寝がアルツハイマー病のリスクを低減させる」「起床後、太陽光を30分以上浴びるとアルツハイマー病になりにくい」という研究もあります。

認知症の予防・改善には、ここでご紹介した⑴～⑾のうち、1つでも2つでも多く、励行されるとよいでしょう。

2022年9月　石原結實

〈著者紹介〉

石原結實（いしはら・ゆうみ）

医学博士。イシハラクリニック院長。
1948年、長崎市生まれ。長崎大学医学部を卒業して血液内科を専攻。後に同大学院博士課程で「白血球の働きと食物・運動の関係」について研究し、医学博士の学位を取得。スイスの自然療法病院、B・ベンナー病院やモスクワの断食療法病院などでガンをはじめとする種々の病気、自然療法を学ぶ。コーカサス地方の長寿村にも長寿食の研究に5回赴く（ジョージア共和国科学アカデミー長寿医学会名誉会員）。現在はイシハラクリニック院長の他、伊豆で健康増進を目的とする保養所、ヒポクラティック・サナトリウムを運営。著書は、『「医者いらず」の食べ物事典』『「食べない」健康法』（以上、PHP研究所）など300冊以上。米国、ロシア、ドイツ、フランス、中国、台湾、韓国などで合計100冊以上が翻訳出版されている。先祖は種子島藩の「藩医」。

100歳でも若々しい脳を保つために！

「空腹」は認知症のクスリ

2022年11月11日　第1版第1刷発行

著　者　石原結實
発行者　村上雅基
発行所　株式会社PHP研究所
京都本部　〒601-8411　京都市南区西九条北ノ内町11
〔内容のお問い合わせは〕教育出版部 ☎075-681-8732
〔購入のお問い合わせは〕普及グループ ☎075-681-8818
印刷所　図書印刷株式会社

ISBN978-4-569-85342-0